美國藥草教母的
草藥生活指南

——瞭解、種植及使用 33 種廚房香料及常見植物
Rosemary Gladstar's Medicinal Herbs: A Beginner's Guide

蘿絲瑪莉・葛蕾絲塔（Rosemary Gladstar）　　著

王念慈　　譯

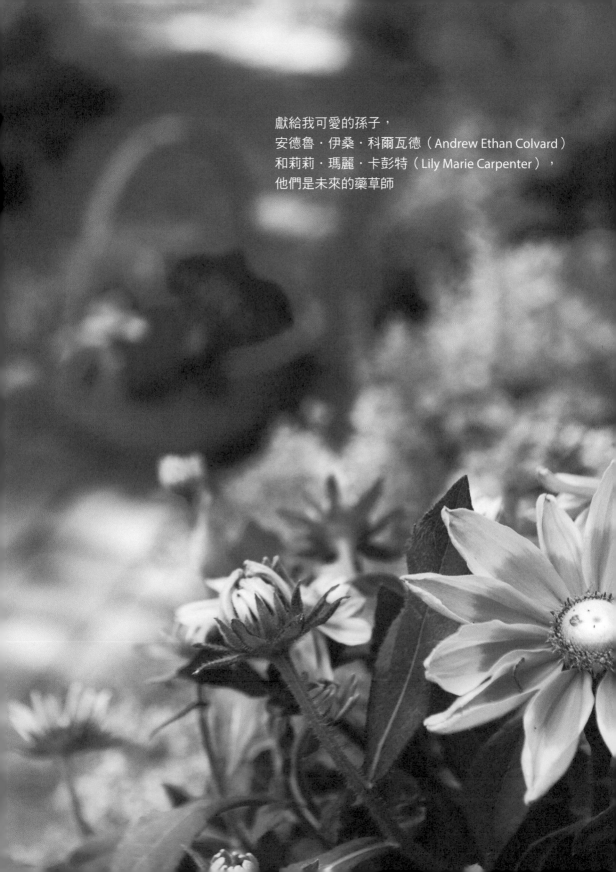

獻給我可愛的孫子，
安德魯・伊桑・科爾瓦德（Andrew Ethan Colvard）
和莉莉・瑪麗・卡彭特（Lily Marie Carpenter），
他們是未來的藥草師

目次

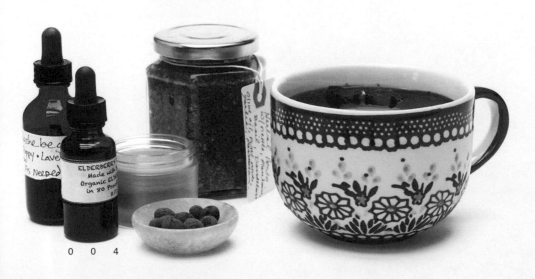

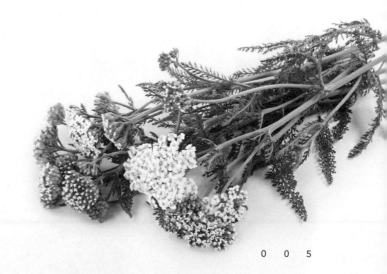

Chapter 1
歡迎進入神奇的藥草世界

　　草藥被認為是地球上最古老的治療系統，其根源可追溯到早期文明。時至今日，藥草醫學做為人們的一種治療方法仍持續蓬勃發展。即使常規醫學（對抗療法，allopathic medicine）有著驚人的科技進步，但藥草療法——使用植物治療的技藝和科學——仍廣受大眾歡迎，且其受歡迎的程度甚至更勝往昔。根據世界衛生組織的數據指出，二〇〇八年，全球有八〇％的人口使用某種形式的傳統醫學；而且其可負擔性（affordability）、可獲得性（availability）和可近性（accessibility）都在持續攀升中。

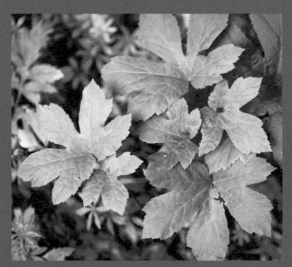

　　因此，也難怪你會對這些具有療癒功效的植物感興趣，並想要多了解它們一些。不過另一方面，你可能也會對這些居家藥草療法感到不安，萌生這類疑慮：這些藥草是什麼？它們安全嗎？它們有用嗎？你可以在家裡種植嗎？你能自己製作草藥嗎？什麼時機使用、又該怎麼使用它們？入門容易嗎？這些問題在本書中都將有所討論。

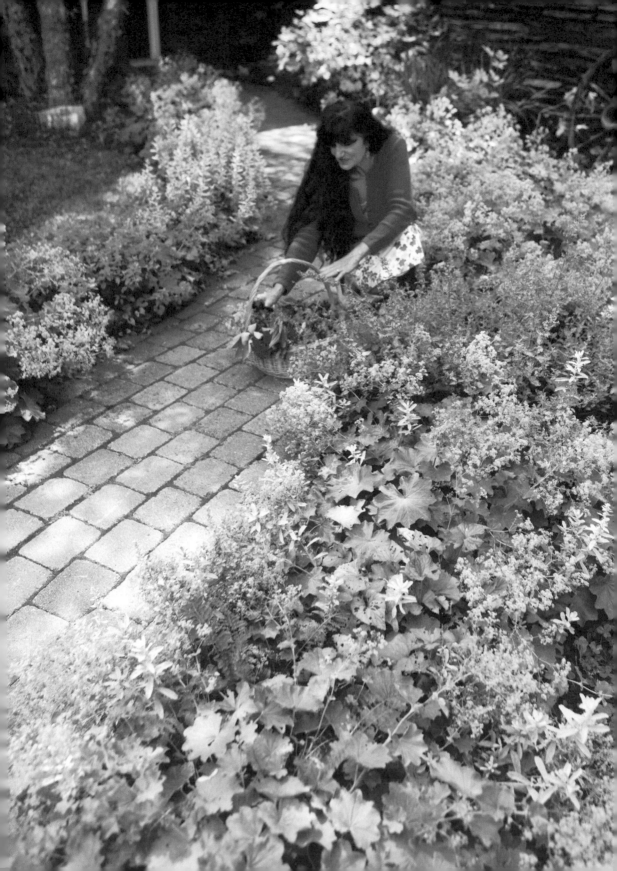

我的故事

　　我是個幸運兒。小時候，祖母總會帶著我到田野裡，教我認識各種她所知道的野生植物，並用溫柔但堅定的語氣輕聲地告訴我它們的療癒能力。她在自家花園除草時，我也經常跪在她身旁，看著她將拔起的植物仔細分類。我很早就知道哪些藥草會被放進食物籃，而哪些只能當堆肥；更重要的是，我知道這背後的道理。

　　我們是生長於第二次世界大戰後的農家子弟。我們韌性十足、吃苦耐勞又靈巧，並被教導要善用各種現有的、有用的，以及花費不多的資源，運用藥草治療就是其中之一。我的祖母在她漫長且艱辛的一生中，學會了許多有效的藥草療法。她是第一次世界大戰期間「亞美尼亞種族滅絕」（Armenian Genocide）的倖存者。她告訴我們這些孫兒，正是她對植物的了解和對上帝的信仰救了她的命。

　　小時候生病或受傷，幾乎沒有過祖母和父母在家用草藥無法有效治療的情況。事實上，記憶中只有過兩次一定要就醫的情況：一次是妹妹誤食了老鼠藥（後來她有撿回一條小命），一次是姊姊騎我們家的馬，從馬背上摔下，髖部骨折。對於一個有五個活潑好動農場小孩的家庭來說，這樣的就醫紀錄實屬難得……但這也證明了，藥草確實是很有效的居家良藥。

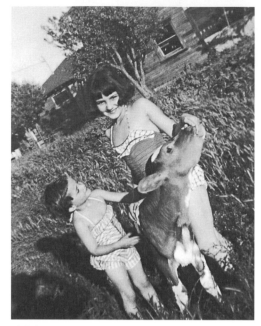

這隻與我和妹妹合影的牛，是我家農場養的一頭小牛。

植物藥熱潮

　　根據斯凱勒・賴寧爾（Schuyler Lininger）等人所著的《天然藥方》（*The Natural Pharmacy*，暫譯）一書中指出，每三個成年美國人中，就有一人會採用輔助／替代療法（complementary/alternative medical care）。自二十世紀九〇年代以來，植物藥的銷售量增長了三〇〇％以上，目前這個產業的產值已達到八十億美元。

何謂藥草？

如果你做菜時會添加些香草調味，那麼你已經邁出了使用藥草的第一步。所有在烹飪中經常用到的香草和香料，都是我們最重要和最推崇的草藥。如果你在從事園藝時，會在菜園和花圃中種幾株香草植物，以增加香氣和美感，那麼你也早已經在「實踐」藥草醫學了。

花園裡常可見到的薰衣草、百里香、普通鼠尾草、羅勒、迷迭香、薄荷、西洋蓍草和胡椒薄荷等藥草，都是非常可靠的草藥，它們被製成茶飲、藥膏、敷劑和酊劑等用於醫療目的的歷史已相當悠久。打開冰箱，你可能會發現更多常見的藥草，像是辣根（horseradish，改善鼻竇炎的最佳良藥之一）和高麗菜（製成敷劑，對

帶狀疱疹和蕁麻疹可發揮很好的療效）等。

看到這裡，你或許會說：「等等，你剛說的這些植物，有些應該是蔬菜，不算是藥草吧？」從植物學角度來說，藥草是指具有非木質莖的草本植物；然而，從藥草師的角度來看，基本上所有可用來治病的植物，都可稱為藥草（medicinal herb）。請記住，藥草醫學是一門以人為主、以人類需求為中心，發展了數個世紀的學問。人們使用在廚房或後院就能找到、現有的植物，這才有意義。許多相當普遍的植物更是我們治療一般病痛時，最佳、也最受歡迎的藥物。

因此，就算你毫無自覺，你也可能已經具備很多使用藥草進行居家療癒的經驗了。

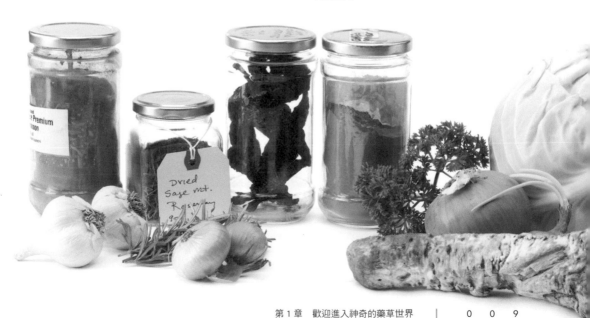

如何使用藥草？

雖然在危及生命的緊急情況下，常規醫學或對抗療法確實具備強大且出色的救命能力，但藥草是極佳的居家良藥。藥草在處理我們日常生活中絕大多數非緊急的健康問題，像是簡單的急救護理、撞傷、擦傷、頭痛、感冒、發燒、流感、咳嗽、各種疼痛和慢性疾病等，都能發揮絕佳的功效。

不過，比「治癒」病痛更重要的是，植物在預防疾病方面發揮著重要作用。藥草含有豐富的營養素，是極佳的預防性藥物，可以強化我們身體抵禦致病病原體的能力。但它們是如何做到這一點的？

藥用植物除了富含對人體健康至關重要的營養素，還富含能增強人體免疫系統功能的特殊化學物質。在食用藥用植物後，我們的身體會變得更健壯、更堅韌、更有復原力，宛如生命力超強的雜草那般，即使是受到無休止的割草以至「除草劑」的轟炸，似乎仍能在任何情況下生存下來。

常規醫學與藥草醫學的權衡

毋庸置疑，這是本以藥草醫學為主的書籍。我在書中介紹了如何使用藥草來增進身體健康與幸福，並以全新方式介紹日常常見病痛的居家健康照護的傳統療法。但它並不主張用藥草或居家療法來取代醫療專業人員的意見或指導。

居家藥草師無法解決所有的健康問題，像是心臟病、腎臟病、神經疾病、憂鬱症、躁鬱症、骨折和中毒，以及可能致命的槍傷、大量出血的傷口等。任何會危害性命的傷痛與疾病，都應該在合格醫療專業人員的監督下進行治療。

基本原則就是：任何藥草療法或居家護理無法及時緩解的損傷或疾病，就應該就醫由醫療專業人員評估狀況。如果在使用草藥後，損傷處或疾病沒有好轉反而惡化，就應該尋求專業人員的協助。如果你在使用草藥治療某種損傷或疾病後，感到很不舒服，請就醫尋求幫助。

常規醫學（對抗療法）與藥草或自然醫學的主要區別，在於它們與體質或基礎健康的關係。眾所周知，常規醫學對治療急性疾病非常有效，通常能暫時緩解疾病症狀。對正處於某些病症（例如氣喘或偏頭痛）「發作」狀態的人來說，這種治療方法能發揮非常大的舒緩作用。然而，雖然抑制症狀是必要的，但並不表示病因或疾病根源已獲得解決。

藥草和自然療法是強身健體、從根本解決慢性健康問題的首選藥方。慢性疾病——顧名思義就是已經存在很長一段時間，且／或反覆發生的健康問題——通常源於生活方式的選擇、環境因素，和／或遺傳。只要改變生活方式，包括改變飲食習慣、使用藥草療法和規畫運動等，通常慢性健康問題就能有所改善。解決了問題的根源或核心，我們的整體健康就會變得更好。

值得慶幸的是，我們不必在常規醫學和藥草醫學之間做選擇。這兩套醫學系統都是令人讚嘆且有效的治療系統，但它們是截然不同的系統，被設計用於不同的情況。但兩者是相輔相成的。

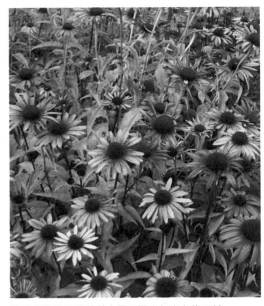

這片紫錐菊田蘊藏著大量可增強免疫力的天然藥方。

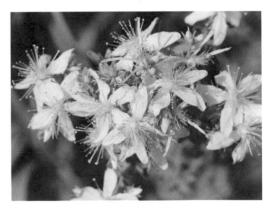

聖約翰草的花具有緩解壓力和焦慮的藥用特性。

草藥的益處

使用草藥的最大益處就是：它讓我們更能依靠自己而不是別人的力量和資源。感覺到，我們能選擇要用怎樣的方式來照顧自己和家人；自己能在治療和預防醫學中發揮重要作用，能幫助我們建立更強、更積極的責任感。就像數千年來的先人那樣，我們可以用極少的精力、時間或金錢，自行栽植藥草、調配草藥，妥善照顧我們自己和家人。藥草療法確實是一種平易近人、經濟實惠又天然溫和的治療方法，最重要的是，它還相當有效。

在現有的藥物中，藥草是最安全的藥物之一。但這並不表示，藥草就不會產生任何有害的副作用（side effect）。還是有一些藥草會產生副作用，但這類藥草屬特殊類別，絕大多數都不會在市面上販售。有時候，某種藥草也會刺激人產生「特異質反應」（idiosyncratic reaction），或「個體反應」（individual reaction）。這並不表示這種藥草有毒，只是對那個特定的人而言，這種藥草是個糟糕的選擇。例如草莓，是非常美味的水果，對某些人而言是好吃的甜食，但對某些人來說，它卻可能是一種有害的毒藥。

藥草也是一種價格親民的保健聖品。許多天然食品店都有販售膠囊劑型的藥草補充劑，價格比藥品便宜許多。而當你種植一些藥草，穿上圍裙，自己調配藥方，你就能以更經濟實惠的價格享受這些藥草的好處。你會驚喜地發現，自製藥膏、酊劑、糖漿、膠囊和茶飲是多麼簡單、便宜和有趣，尤其如果是用自己種植的藥草來製作的話！先從治療咳嗽、感冒、割傷、感染和扭傷等病痛的簡單草藥開始製作，你會發現它們不僅效果很好，還能減少家庭醫療支出，就像自己種植蔬菜一樣可以省下菜錢。

居家保健療癒頌咒

我是自己的療癒者。我的內心有一股活力豐沛的聲音為我指引方向。我可以為自己做決定。我可以根據自己的意願，在需要的時候倚靠他人。這是我的身體、我的健康、我的平衡，我有責任為自己做出正確的選擇。正確的選擇包括：在必要時尋求醫療專業人員的協助；在需要的時候，接受朋友和家人的援助；最重要的是，忠於自己的信念，擁有改變的智慧與意念，因為這也是療癒之路的一部分。

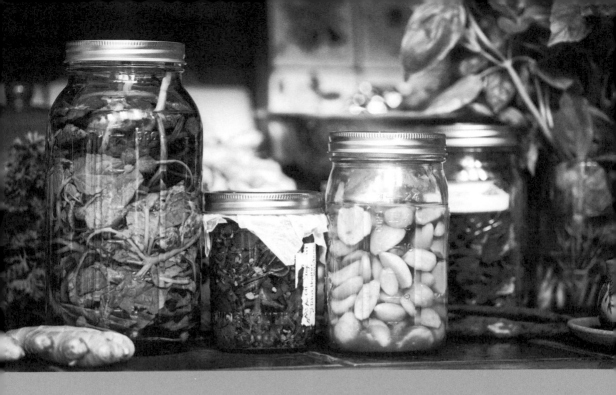

副作用？

我曾聽過一位醫師說，藥物的「副作用」根本不是副作用，而是藥物的實際效果。這正是我對藥草療法讚譽有加的一個面向：它們不僅確實具有療效，還很少副作用。有的人會對某些食物和藥草產生特異質反應，但那只是個體反應，而不是那些植物有毒。當然，有些植物確實有毒，會引發令人討厭的「副作用」或影響，但這些藥草大多數不能合法使用，自然也不會用於居家藥草療法中。本書中所介紹的藥草都不具潛在毒性，它們都是有著悠久食用與藥用歷史、很少或幾乎沒有任何已知副作用的藥草。

萬一有人在使用藥草後確實出現了副作用，這些副作用的影響通常都是短暫且屬特異質反應，例如：眼睛癢、喉嚨痛、皮膚起疹子、噁心或腸胃不適等。這些症狀在停止使用引起不適的藥草後就會消失，並不會持續很久。

由於我們使用的都是無毒藥草，副作用很少或根本沒有，因此可以不必那麼謹慎地精準控制劑量。服用藥草的問題，通常在於沒有服用足夠有效劑量的藥草，而不是攝取過量。

在家打造一座藥草園

不論是種植蔬菜、藥草或花卉，做園藝最大的樂趣之一，就是與大自然建立連結。在照料花園的過程中，你可以觀察到大自然的節律和週期，看著一粒小小的種子萌芽茁壯、開花結籽，也許還會看著它再次播種於土。對大多數的傳統療法來說，了解自然的節律和週期是不可或缺的一部分。也許，這正是我們與現代醫學脫節的主要原因之一：我們和藥物的來源、製造方式，以及製造者之間沒有任何連結。透過打造一座小小的藥草園，你就與大地和其所孕育的療癒植物建立了直接的聯繫。同時，你還能確保獲得以自然方式生長的優質藥草。

如果你完全沒栽植藥草的經驗，也不必擔心。這真的很簡單。大多數藥用植物本質上都是「雜草」；它們展現了堅韌的生命力，即使在惡劣的環境下也能生長。只要有合適的土壤、光照和水分，藥草一般都能茁壯生長。

一百年前，幾乎每個美國家庭都有一片菜園，菜園裡有一區是專門用來種植藥用植物的「藥房」區。重現這些傳統花園很有趣。在自家後門挖一小塊地，種上自己喜歡的藥草（還有可食性植物），就能重溫往昔的庭園樂趣。

即使你的庭園早已花團錦簇，藥草

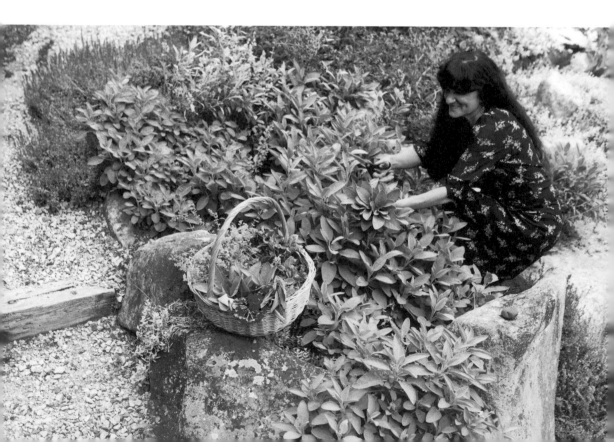

也可以容易地融入其中。例如，紫錐菊、西洋耆草和纈草等藥草，都是花園裡的可愛植物，為花園增添了更豐富的色彩、香氣和美感。金盞花、洋甘菊和迷迭香，則經常做為「共生植物」（companion plants）[1] 種在菜園裡，據說它們可以增進一起栽種的蔬菜的成長和生命力。還有其他藥草，例如羅勒、巴西里和蒔蘿，也是常見的烹飪用藥草，很多人會在自己的藥草園裡種植。當然，在美國大部分的房舍都有草坪，但在草坪上整頓出一小塊地種植各種藥草是一種創新，可能還會因此成為鄰居們的話題。

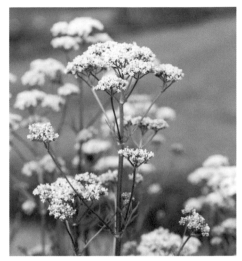

令人驚訝的是，一些非常珍貴的草藥，竟是取自那些隨處可見的開花植物，例如纈草。

土壤健康

土壤健康是庭園生機盎然的關鍵。對做園藝的人來說，好的土壤就像是黃金。如果你看到土壤裡有很多蚯蚓，就表示它應該滿健康的。如果沒有，你可能要先「修復土壤」，再種植藥草。

藥草不需要過於肥沃的土壤，它們的食量並不大，所以不需要使用大量的肥料或土壤改良劑。但是，認為它們在貧瘠土壤中生長，會因為惡劣環境的刺激，而更有藥效，這其實是一種迷思。就跟所有植物一樣，藥用植物需要良好、健康的土壤才能充分地生長。

要打造健康的土壤，可以用有機堆肥和完全腐熟的天然肥料來改良土質。如果土壤不夠肥沃、鬆軟，呈現厚實的塊狀，你可以混入一些沙子。如果你看到鄰居有一片生機盎然的庭園，可以請教他們是如何處理土壤的。或者，你也可以請教附近經營苗圃的業者，參考他們的建議。不過切記，要確保你加入土中的任何東西都是有機的。非有機的土壤和土壤改良劑或許會種植出看起來健康的植物，但就本質來說，化學添加物對土壤和生態系統的危害，並不亞於對人體健康的傷害。

誠如塔米・哈通（Tammi Hartung）在她的著作《在家種植藥草》（*Homegrown Herbs*，暫譯）中

---

[1] 指適合一起栽種且能互利共榮的植物。將相容性良好的不同類植物混合種植，可以減少病蟲害，促進生長。──編註

所寫：「植物利用土壤中的養分變得生氣勃勃與健康，因此要打造一座美麗又實用的藥草園，最重要的第一步就是養出有生命力的土壤。」在該書中，還有一章專門講述如何養出肥沃土壤，非常精彩，值得一讀。

庭園設計

採取簡潔的設計。如果你完全沒有園藝的經驗，可以嘗試梯式或馬車輪式的花圃設計。在準備好的土壤上（已經做過清理、翻耙、改善土質或其他需要的前置作業），平放一把舊木梯或一個舊馬車輪。在梯級或車輪輻條之間填滿土，翻勻並壓實填入的土。在每個格子裡種下一種藥草。這種簡單又流行的設計不但賞心悅目，也很方便除草，可以讓植物充分生長。另外，這個過程也很適合與孩子一起同樂。

現在非常流行離地植床（raised bed，或稱高架種植床），尤其是在城市。城市地區的土壤很可能會因為長年使用草坪肥料而有化學殘留，或是受到其他類型的汙染，以致土壤不健康。大部分的苗圃園和許多園藝資材專賣店，都有販售現成的高架床，組裝非常簡單。不用擔心自己手腳不夠靈巧，就連我都能獨自組好它們！在一些占地少的設計中，很令人驚訝它竟然能種下如此多的藥用植物。你可以試試多層的圓形高架種植床，在上頭種滿各式藥草、花卉和蔬菜，不但看起來非常美麗，也可以讓你在很小的空間裡打造出一座壯觀的立體花園。如果你是一個手很巧的人，那麼你只需要幾塊木板和幾根釘子就能搭建一座高架種植床。或者，你也可以使用磚塊、煤渣磚搭建，甚至可以只用泥土堆成一座小丘。

我們的想法是從簡單開始：只要有健康的土壤、幾株植物，你就可以開始了。一旦體驗到成功的喜悅，一定會讓你愈來愈熱愛園藝！

有些藥草很容易種植，不論是使用梯式、馬車輪式或高架種植床栽植，都能長得很好，例如：

▶羅勒　　　　▶金盞花
▶辣椒　　　　▶洋甘菊
▶繁縷　　　　▶西洋蒲公英
▶紫錐菊　　　▶大蒜
▶薰衣草　　　▶香蜂草
▶甘草　　　　▶燕麥
▶胡椒薄荷　　▶大車前草
▶紅花苜蓿　　▶迷迭香
▶普通鼠尾草　▶聖約翰草
▶綠薄荷　　　▶百里香
▶西洋蓍草

下列藥草也很好種，但它們會長得很大，可能很快就會超出小花園的設計。你必須把它們種在花園的外圍：

盆栽藥草園

如果你沒有可以建造藥草園的空間，有不少藥草在花盆裡也能夠生長得很好。將它們擺放在陽光充足的露台、窗邊或車道旁，它們就能為你的日常增添一抹香氣和美麗，並提供你物美價廉的藥材。這些盆栽很方便移動，你可以隨著四季日照的變化移動它們的位置，以獲得更充足的陽光；也可以在寒冬來臨時，將它們移至室內避寒。當然，這當中也有部分藥草非常適合在室內生長，可以全年都擺放在室內。

不過，並非所有的藥草都適合種在花盆裡，所以在種植之前，最好先諮詢當地的苗圃業者，看看有哪些藥草適合種植在花盆裡並生長良好。

基本上，以下這些藥用植物都能在花盆裡長得很好：

• 羅勒	• 金盞花	• 辣椒
• 洋甘菊	• 繁縷	• 蒲公英
• 紫錐菊	• 大蒜	• 薑
• 薰衣草	• 香蜂草	• 胡椒薄荷
• 大車前草	• 紅花苜蓿	• 迷迭香
• 普通鼠尾草	• 聖約翰草	• 綠薄荷
• 百里香	• 薑黃	• 西洋耆草

▶ 牛蒡　　　▶ 藥蜀葵
▶ 毛蕊花　　▶ 繁草

認識住家附近的雜草

認識住家附近的雜草，可以讓你獲得真正物美價廉的草藥！許多常見的「雜草」都是極佳的藥草，可以隨意摘採。北美洲早期的歐洲移居者，將他們用做食物和藥草的牛蒡、西洋蒲公英、異株蕁麻、大車前草和繁草等，一併帶來了北美洲。這些植物大多數很好地融入當地的生態環境中（或是在某些情況下取而代之），並成為今日最受歡迎的藥草。

還有許多北美洲原生植物被原住民用在複雜的治療系統中。但是，許多這些原生藥草就和使用它們的原住民一樣，正處於危險和／或瀕危狀態。因此，你要到野外採摘任何原生藥用植物前，請務必先洽詢當地的原生植物保育協會，還有該州的自然資源部。這些機構和單位的網站上，通常都有提供該地區的瀕危植物清單。如果你願意為保育原生藥用植物盡更多心力，可以考慮加入非營利組織「聯合植物保護者組織」（United Plant Savers，請參閱「相關資源」）。

雖然有許多關於辨識野生植物的極佳書籍，但認識你家「野生鄰居」的最好方法，就是跟著熟識當地植物的專家一起進行植物辨識之旅。一個下午的「藥草漫步」，往往是一次令人愉快的經歷，甚至還很可能就此上癮！

採收藥草

植物的不同部位應該在不同的時間採收，請遵循下列的一般準則。

花苞和花朵的最佳採收時機，是正要開花的時候。請不要等到它們盛開才採收，到那個時候，它們的藥效強度就會大打折扣。例如，聖約翰草在花苞已完全成形、但尚未開放時是最佳時機。

葉子的最佳採收時機，通常是植株開花前。不過，這只是一個非常籠統的大原則。對某些植物來說，例如薄荷類，它們的葉子在植株開花時更具有藥效。那麼該怎麼判斷？答案是檢查植株葉子。它們正處在最佳狀態嗎？味道濃郁嗎？色彩飽和嗎？蟲害多嗎？農業部建議的挑選蔬菜標準，也同樣適用於採收植株葉子。只要它們看起來生機盎然、健康，就是採收的好時機！

根部的最佳採收時機，是秋季或春季，因為此時植物的能量仍儲存在根部或球莖中。到了春、夏季節，植物的能量就會開始向上移動，為葉子、花朵、種子或果實供給養分，根部的藥效也就會隨之降低。

不過，這些只是供參考的一般性原則，因此應該用審慎態度應對這些原則。在採摘各種藥草前，請務必依據各植株的品質狀態，去評判當下是否為採收特定部位的最佳時機。就像你在選購蔬果時一樣，你知道哪些蔬果太早採收了，又有哪些蔬果存放過久。對藥用植物也要培養這樣的直覺，用你的感官來判斷藥草的品質。

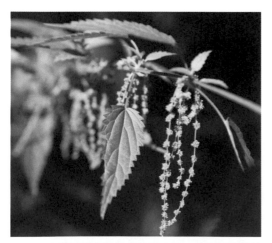

在蕁麻尚未開花或結籽之前，盡早採收其葉子。

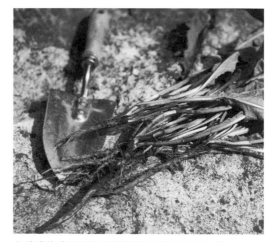

春季或秋季是採收西洋蒲公英根部的最佳時機，但在其生長期的任何時候都可以挖取根部。

乾燥藥草

採收藥草之後，你或許會想要乾燥一部分的藥草，以備未來不時之需。藥草最佳的乾燥條件如下：

▶ 溫度穩定維持在華氏 90-110 度（約攝氏 32-43 度）左右
▶ 最低溼度：愈低愈好
▶ 通風良好
▶ 避免陽光直曬

只要謹記這幾點，你就能擁有品質精良的乾燥藥草，供全年使用。

儘管乾燥藥草不難，但還是有一些挑戰。高溫和溼度就是很重要的因素。植物的許多藥用成分對熱敏感，尤其是芳香揮發油（又稱精油）。乾燥植物的溫度一旦高於華氏 110 度（約攝氏 43 度），這些化合物就會消散。如果你想在高溼度天候或「雨季風乾」藥草，那就只能祝你好運！這種情況下，使用食物乾燥機或脫水機，會有更好的乾燥效果。

乾燥藥草的傳統方法，是把藥草紮成小束，吊掛於屋頂的橡木上。雖然這樣的陳列方式看起來很雅致、美

新鮮藥草 vs. 乾燥藥草

沒有什麼比新鮮採摘的藥草味道更好的了。但是，高品質的乾燥藥草製成茶飲和其他藥草製品所發揮的功效不亞於新鮮藥草。這裡的重點是高品質。如果藥草是在它們最佳狀態時採收，在合適的溫度下快速乾燥，然後正確包裝和儲存，那麼新鮮植物中的成分就會被完整保留下來，流失的只有水分。

儘管藥草師多半會鼓勵大家盡量使用新鮮藥草，但有些時候使用乾燥藥草會更適合。譬如，在製作藥膏或浸泡油的時候，乾燥藥草會是比較好的選擇，因為新鮮藥草中的水分會使浸泡油酸敗。乾燥藥草因為少了會稀釋

的水分，其所含的化合物濃度通常也會比新鮮藥草高，這在製藥中是一大優勢。不過，使用乾燥藥草的最大原因是新鮮藥草無法全年供應，而且對我們大多數人來說，我們喜愛使用的一些藥用植物也並不是本土種植的。

原則上，盡可能使用新鮮藥草，但是高品質的乾燥藥草也可以（某些情況下甚至更勝一籌）。但有一點是毋庸置疑的，那就是盡可能使用有機種植的藥草，儘管你可能會因此多花一點錢。畢竟，你使用草藥是為了保持健康和療癒身體，最好不要使用可能摻雜了殺蟲劑和除草劑的藥草。

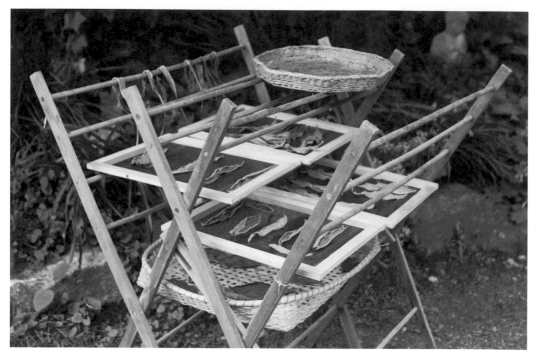

舊式的木製曬衣架不僅可以晾曬衣服，也很適合用來曬藥草。將曬衣架擺放在屋內或院子裡陰涼、溫暖的地方，再把鋪滿藥草的籃子或篩子放到架子上。

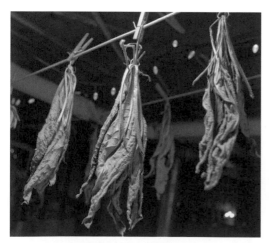

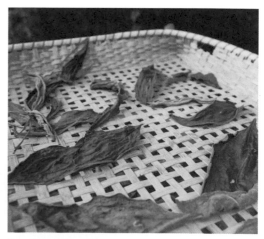

以懸掛方式乾燥藥草時，請把藥草紮成小束，並讓每束藥草之間有適當間距，這樣藥草才能均勻又快速地風乾。待藥草完全乾燥後，請務必立刻取下它們，以免沾染灰塵或生蟲。

使用籃子或篩子曬乾藥草時，請將藥草單層鋪排，以使它們能通風良好和受熱均勻。如果層層疊放地鋪排，藥草往往會因為通風不良而發霉。

好，但這並非總是最有效的乾燥方法。藥草往往會被掛得太久，遠遠超過它們乾燥的時間；不是被遺忘了，成為一種復古裝飾，就是乾燥過頭積滿灰塵。如果你決定以這種方式乾燥藥草，請把藥草紮成小束，這樣它們才能迅速地徹底乾燥，並在藥草完全乾燥後立刻取下，另行包裝存放。

雖然乾燥高品質藥草具有挑戰性，但這是一門每個人都能掌握的技藝。

籃子和篩子很適合用來乾燥藥草。請選擇透氣的籃子和篩子，在你家找個溫暖、乾燥的地方，放上兩把椅子、凳子、鋸木架，或手邊任何可以架空它們的物品，把它們架在上頭風乾。或者，也可以在籃子或篩子繫上緞帶、繩子懸掛起來。如果晾曬的位置陽光很強，可以在籃子或篩子上方遮蓋一層輕薄透氣的布。藥草師普遍使用一種專為乾燥藥草設計的輕巧編織巢籃，它們可以一個接著上一個地懸掛，串成一串多層的乾燥籃，使你可以在很小的區域內擁有大量晾曬空間。

當然，你也可以用食物乾燥機來乾燥藥草。不過請記住，一定要把溫度調低（華氏 90-110 度〔約攝氏 32-43 度〕）。

不管你是採用哪一種乾燥方式，藥草乾燥後，請將它們裝進玻璃密封罐中，並蓋緊蓋子，存放在不會被光線直射的陰涼處。只要保存得宜，乾燥藥草的藥效至少可以維持一年，有時候甚至比一年更長。你可以從藥草的顏色、氣味和藥效判斷它是否仍可正常使用；基本上，其外觀、味道和功效，都應該與它乾燥完成那天的狀態一樣。

冷凍藥草

冷凍是保存藥草的另一種好方法，也是最簡便的方法。大部分的藥草在冷凍後，都能保有它們的藥效、顏色和味道，部分藥草的顏色或質地可能會有些改變，但它們的味道和藥效仍保存良好。例如羅勒對寒冷極為敏感，冷凍後，它的顏色會轉為黑紫色或黑綠色，解凍後質地也會變得糊糊爛爛的。儘管如此，它仍保留絕大多數的風味，可用於湯品、茶飲，或其他不會注意到其顏色或質地的草藥製劑。

你可以把藥草切碎或直接整個放入密封袋後冷凍。或者，你也可以將藥草搗碎成泥（必要時加點水），然後把搗碎的藥草泥倒入冰塊盒冷凍。待結凍後，取出冰塊，裝入密封袋凍存。你甚至可以把不同的新鮮藥草一起混合搗碎成泥，製成綜合藥草茶冰塊。當你想喝杯藥草茶時，只需要將一顆藥草冰塊放入一杯熱水中就可以了！能泡出一杯「近乎現做」的藥草茶。

Chapter 2

如何自製草藥

　　請與我一起走入廚房！只要你會烹飪，就能製作出有效的草藥。即使你是個廚房生手，也能製作出很棒的草藥。雖然製作草藥是一門只能隨著時間累積才能臻至完善的藝術與科學，但它非常好上手，你第一次所製作的草藥，效果幾乎和你二十年後調製的草藥一樣良好。隨著你對植物的了解與知識的不斷增長，你應用它們的能力也會隨之提高。而想要獲得良好的治療成效，除了用量、成分和溫度，你與草藥之間的關係也很重要。自製家用草藥簡單、有趣又好上手，只要學會幾個基本步驟，你就能在自己的神奇廚房裡調製出品質與市售產品一樣好的各種草藥。

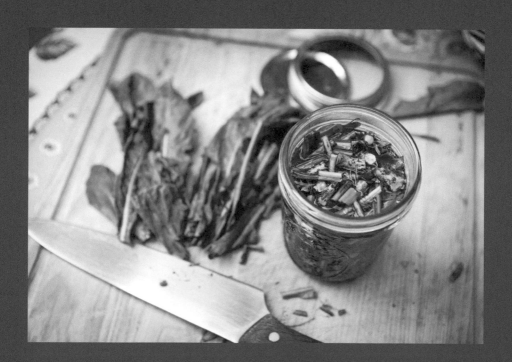

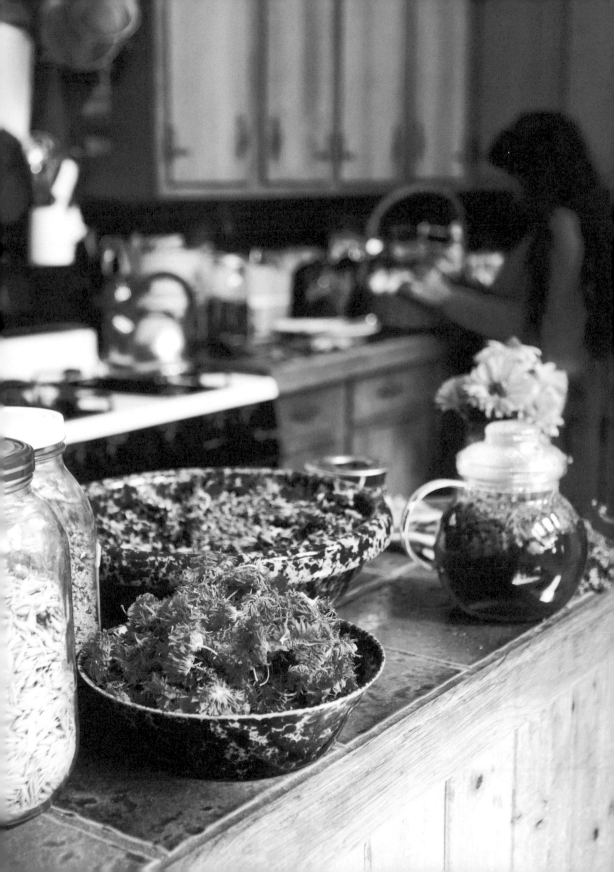

建立你的廚房草藥調配室

在本章，我將詳述六種基本藥草製劑的製備方式：藥草茶、糖漿、浸泡油、藥膏、酊劑和藥丸。掌握了這幾種應用藥草的方法，你就能夠解決大多數日常生活中常遇到的健康問題。如果你就像許多人一樣，在藥草調製藝術中受到啟發，你可以持續精進藥草調製技藝，並根據在本書中所學到的各種配製方法，發展出更多元的草藥。很多大、小型的草藥公司，都是從在自家的廚房裡調製出最滿意的藥草配方開始的。

器具和備品

調配草藥之前，我們需要先準備好哪些東西？不多，許多廚房裡常見的基本器具和備品就可以滿足調配草藥的大部分需求。我覺得特別好用的幾種物品如下：

▶ 紗布或棉布，可用來過濾藥草。

▶ 大型不鏽鋼雙層濾網。

▶ 附鍋蓋的不鏽鋼湯鍋，包括一個雙層鍋（double boiler）。

▶ 刨絲器，可用來刨蜂蠟。

▶ 各種附蓋子的玻璃罐，可用來存放藥草、酊劑和藥草膏等。

▶ 量杯（不過，老實說，我幾乎沒有用過它們）。

▶ 磨豆機，可用來研磨藥草（請準備一台藥草專用的磨豆機，不要與你平常研磨咖啡豆的機台混用，否則藥草會有一股咖啡味）。

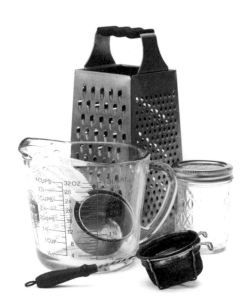

小叮嚀：雖然我推薦使用不鏽鋼鍋具，但玻璃、陶瓷、鑄鐵和琺瑯等材質的鍋具，也是不錯的選擇。你可能會聽到對這些材質支持和反對的論點，這取決於你與之討論的對象。然而，與其執著於鍋具的材質，不如效仿著名心理學家卡爾·榮格（Carl Jung）所做的那樣：每天跟你的鍋具道早安，然後選擇那些會回應你的鍋具。大多數藥草師都認同的一項原則是：絕對不要使用鋁製的鍋子、平底鍋來煎煮藥草，因為鋁鍋加熱會釋放出微量的有毒物質。

單方藥草師測量法

　　雖然許多人都改用公制單位來測量藥草分量，但我還是恢復使用單方藥草師（simpler）的測量法。simpler 是個古老名詞，過去用來指每次只使用一兩種植物的藥草師。許多現代的藥草師也會使用單方藥草師的測量法，因為它既實用又適合各種藥草測量。單方藥草師的測量單位是「份」，例如 3 份洋甘菊、2 份燕麥和 1 份香蜂草。這種測量法定義的是各種成分之間的比例關係，而不是精確的分量。「份」可以是任何你想要的測量單位，只是你必須使用一致的單位。例如，假如你決定把「份」定義為「盎司」，那麼你就會是使用 3 盎司洋甘菊、2 盎司燕麥和 1 盎司香蜂草，可製作出 6 盎司的複方藥草茶。如果你想要製作更少量的藥草茶，則可以用「湯匙」作為你對「份」的定義：3 湯匙洋甘菊、2 湯匙燕麥和 1 湯匙香蜂草。（無論「份」是什麼，最好全部都使用新鮮藥草或全部都使用乾燥藥草，以保持活性成分〔有效成分〕的比例。）

　　雖然這種採單方藥草師的測量法不見得能精準呈現各成分的用量，但它絕對足以讓你製作出品質精良的草藥。請記住，你沒有使用任何可能具有毒性的成分，所以不需要那麼精準的測量。我經常用「一撮這個、一點點那個」來測量分量，還是能製作出很棒的草藥。

「份」代換成其他單位的範例

份	「份」換成「湯匙」	「份」換成「茶匙」
3 份洋甘菊	3 湯匙洋甘菊	3 茶匙洋甘菊
2 份燕麥	2 湯匙燕麥	2 茶匙燕麥
1 份香蜂草	1 湯匙香蜂草	1 茶匙香蜂草

製作出成功草藥的方法

要怎麼製作出好的草藥？其中的一些成功祕訣，與任何優秀廚師在廚房中所使用的祕訣相似。

做出草藥後，立刻貼上專屬標籤。每個標籤上要包含下列資訊：
◆ 草藥名稱
◆ 製作日期
◆ 成分列表，從主要成分開始列示，最後是成分最少的
◆ 使用說明，要註明是內服或外用

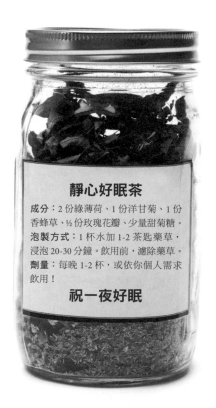

靜心好眠茶

成分：2 份綠薄荷、1 份洋甘菊、1 份香蜂草、⅓ 份玫瑰花瓣、少量甜菊糖。
泡製方式：1 杯水加 1-2 茶匙藥草，浸泡 20-30 分鐘。飲用前，濾除藥草。
劑量：每晚 1-2 杯，或依你個人需求飲用！

祝一夜好眠

現在，你可以借助電子標籤設計軟體，設計出具專業型式的標籤。個人化的標籤不只有趣又美觀，還可以為成品增添色彩。不過，如果你沒興趣去研究那些設計軟體，也可以使用紙膠帶和不褪色的簽字筆，快速、輕鬆又省錢地做出個人化的標籤。

確實記錄草藥的配方和製作過程。遺憾的是，雖然我向各位提出了這項明智的建議，但我自己卻未真正落實這個部分。

我曾經製作出許多很出色的草藥，卻無法重現它們，因為我記不得當時加入了哪種特殊成分。甚至到現在，我在擺滿草藥的儲藏室裡，有時也會困惑地盯著一罐沒有標籤的草藥，完全想不起裡面的內容物，但我清楚記得這罐草藥是在幾個月前調配的，而當時我認為我絕對不會忘記裡面放了什麼。這真是一種浪費，因為如果不清楚這罐草藥的用途與成分，你肯定無法使用它。倘若你能按照建議整理你的草藥製劑，而不是像我這般雜亂無章，那麼你一定會得到更滿意的製藥成果。

因此，請用你喜歡的形式，無論是卡片、製藥日誌或電子檔等，把你調配的所有草藥配方都記錄下來。不只要記錄草藥的成分，還要記錄製作方式，包括開始製作、過濾和完成等的

日期，以及一些重要的注意事項：例如使用哪種油品，採取日光浸泡法（solar infused）還是在爐子上煮，以及藥草和液體的比例等。當你適巧做出一款讓朋友讚不絕口的草藥時，如果能夠再製那就太好不過了，而這就是你的筆記所能幫你做到的。能將這些筆記傳承給後代子孫，也會令他們感到高興。當然，這並不是我們保存記錄的原因，但要知道我們大多數關於藥草學的知識就是這樣代代相傳下來的，現在你也是其中的一員，這會帶給你一種成就感。

小批量試做。第一次製作任何藥方時，都要少量製作，萬一試驗結果不如預期，至少你損失的藥草材料會比較少。

選擇品質優良的藥草。理想情況下，你應該在自己的花園裡種植要使用的藥草。不過，如果你對園藝不感興趣，或是你所居住的地區不適合種植這些植物，可向專門販售當地和／或有機藥草的優良商家購買。選擇有機藥草尤其重要，因為它不只有益你的健康，也能保護地球環境。（相關的藥草供應商列表，請參閱「相關資源」。）

藥草茶

藥草茶和一般茶飲有什麼區別？一般茶飲固然有益健康，但大家調配和飲用它們主要在於享受，以風味為主導，而不是藥草的藥效。另一方面，藥草茶則是兼顧了風味和美味，而且它們是為了健康目的而調配的。（當然，藥草茶的味道愈好，「病人」飲用它們的意願就愈高。）

我很少教人用「杯」來泡藥草茶，因為這樣很不切實際又費時。相反

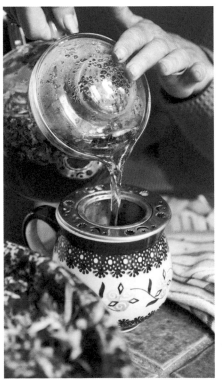

藥草茶不僅美味可口，還能預防感冒或舒緩疲憊的神經。

地，我建議每次泡一夸脫（950毫升）茶。之後再根據需要加熱藥草茶或常溫飲用。由於水沒有防腐性質，所以藥草茶的保存期限並不長。雖然冷藏的保存效果良好，但視其周圍環境的溫度而定，在室溫下也能存放一兩天。不過，一旦你發現它的味道變得很淡或不新鮮，和／或開始有起泡的現象，就要另泡一壺新的藥草茶。

浸泡和煎煮

在製作藥草茶時，葉子和花朵的處理方式與根部和樹皮不同，就像菠菜

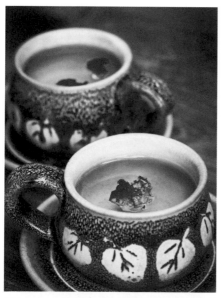

用心沖泡，再加上一點「廚房魔法」，藥草茶所給予的不僅只是眼前所見，除了藥草和水，杯中還蘊含著大地、天空、陽光和星辰的能量。

和馬鈴薯的烹調方式不同一樣。葉子和花朵通常是以熱水浸泡，這樣能夠避免它們的酵素、維生素和珍貴的揮發油因過度煎煮而遭受破壞。根部和樹皮則通常是以小火慢燉，以萃取出堅韌部位的植物成分。不過，這些規則也有一些例外，包括這本書在內的許多藥草書，都會對這些例外情況做特別說明。但老實說，就算你不小心犯了個錯，把應該蒸煮的根部，拿去燉煮，也不必驚慌，因為你的草藥不會因此就失去了功效。

把植物浸泡在沸水中的過程叫做「浸泡」（infusion），把植物放入微沸騰的水中文火慢煮的過程則叫做「煎煮」（decoction）。如果你不確定該藥草適合哪一種處理方式，請採用浸泡法。浸泡對植物中許多重要藥用成分的破壞小很多。你浸泡藥草的時間愈長，茶湯的風味就會愈重，但並不是泡愈久愈好，因為長時間的浸泡，可能會使植物中比較不好的物質釋放。紅茶如果泡太久，會發生什麼事？它會從原本富含芳香物質的馥郁飲品，轉變成單寧含量高、味道苦澀的藥茶。

複方藥用茶，不論是浸泡或煎煮，關鍵都在於其藥效強度與效價。基於藥用目的，茶的濃度必須濃烈，所以在製作時也需要使用相對較多的藥草。

製作浸泡式藥草茶的方法

　　浸泡法適合用來處理植物比較細嫩的部位，像是葉子、花朵、花苞、部分漿果和種子，以及其他芳香植物部位。纈草、薑和北美黃蓮（金印草）等芳香性較強的根部通常以浸泡處理，而非煎煮。不過，我個人的經驗是，這兩種處理方式都能使它們發揮藥效。之後，可把使用過的藥草當作堆肥。以下是浸泡藥草的基本步驟。

1. 在容量一夸脫（約950毫升）的玻璃罐裡，放入 4-6 湯匙的乾燥藥草（或 6-8 湯匙的新鮮藥草）。

2. 倒入沸水，裝滿整個罐子，浸泡 30-45 分鐘。（藥草茶的濃度會受浸泡時間和藥草用量影響。）

3. 濾除藥草，即可飲用。

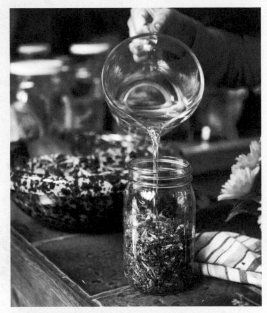

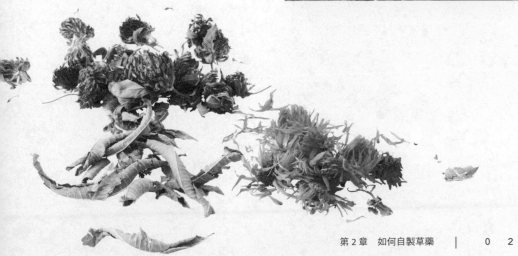

製作煎煮式藥草茶的方法

　　纖維較多或木質的植物部位，例如根部和樹皮、枝枒，以及部分種子和堅果等適合用煎煮來製作藥草茶。要從這些質地堅韌的部位萃取植物成分比較困難，所以通常需要以小火煎煮。之後，可把使用過的藥草當作堆肥。以下是煎煮藥草的基本步驟。

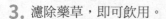

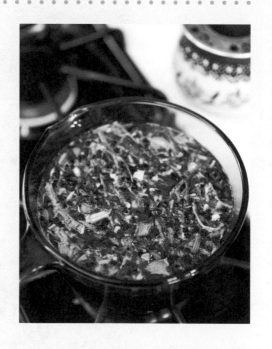

1. 在小鍋裡放入 4–6 湯匙的乾燥藥草（或 6–8 湯匙的新鮮藥草），並加入一夸脫的冷水。

2. 開小火，待鍋中液體小滾後，蓋上鍋蓋，繼續煎煮 25–45 分鐘。（藥草茶的濃度會受煎煮時間和藥草用量影響。）如果想煎煮出更濃郁的茶湯，可以先將藥草煎煮 20–30 分鐘，再把鍋中的茶湯連同藥草一起倒入一夸脫的玻璃罐中，靜置浸泡一整晚。

3. 濾除藥草，即可飲用。

小叮嚀：有些人喜歡以小火煎煮藥草茶，以濃縮藥效成分。在這個情況下，每次飲用劑量就需要減少（請參閱第 46–47 頁的用藥劑量指南）。

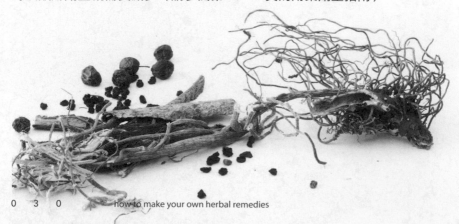

製作吸收日月精華的冷泡藥草茶

　　利用日光或月光來提取藥草的療效，是我製作藥草茶最喜歡的方法之一。雖然用這種方式製作的藥草茶的化合物含量，可能無法像透過爐子煎煮的藥草茶一樣多，但它們卻蘊含了電氣所永遠無法提供的療癒效果。

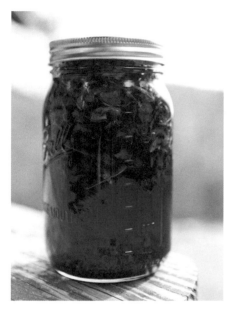

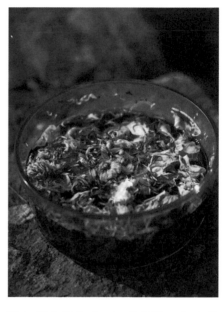

進行日光浸泡時，把藥草（分量同浸泡式和煎煮式的建議量）放入可密封的一夸脫玻璃罐，注滿冷水，上蓋密封。擺放在陽光照射處，靜置數個小時。

進行月光浸泡時，把藥草放入無上蓋的器皿（但如果夜間會有很多蟲子在四周飛行，就不要這麼做！），注滿水，直接擺放在月光照射的位置。月光茶微妙又神奇，據說它是仙子們最喜愛的飲品。那麼，什麼時候適合飲用月光茶來進行療癒？任何你覺得需要特別「魔力」的時候。

　　如果你感到寒冷，茶會溫暖你；
　　如果你感到燥熱，茶會冷卻你；
　　如果你感到沮喪，茶會振奮你；
　　如果你感到疲憊，茶會撫慰你。
　　──英國前首相　威廉・格萊斯頓
　　（*William Gladstone*）

糖漿

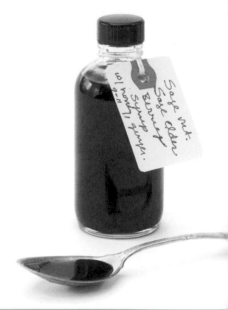

　　一旦學會了製作優質藥用茶的方法，離製作糖漿就只剩兩步之遙了。你只要把茶湯煎煮得更為濃縮，然後加入甜味劑——沒錯，為了增甜，也有助於草藥糖漿的保存。我們祖先喜歡以糖漿的形式應用藥草，一方面是因為它們的好滋味更容易說服抗拒吃藥的家人用藥，一方面則是因為糖和其他甜味劑是很好的天然防腐劑。如果你有參觀過美國任一生活歷史博物館的古時藥房展示區，你就會清楚了解藥草糖漿在當時的重要性。

治療感冒的簡易蜂蜜洋蔥糖漿

　　這款非常簡單、可口又古早味的蜂蜜洋蔥糖漿，是我用來治療感冒和喉嚨痛最喜歡的藥方之一。

　　我很早就學會製作這款糖漿，當時我在加拿大西北部的「偏遠地區」生活了一個冬天。我們帶著一個孩子，住在鄰近伯格布山脈（Bugaboo mountain）的一棟小木屋裡，舉目所及沒有任何鄰居。萬一有狀況，我們能依賴的，就只有自己的技能，還有那時代人普遍存有的獨立精神。我會在柴火爐邊煨煮蜂蜜洋蔥糖漿，只要經過那裡，就會舀一湯匙糖漿放進嘴裡，我們經常這麼做。我不記得那年冬天我們是否有人感冒，但就算有，我敢打賭體內的感冒也很快就被這濃烈的糖漿驅走。

製作糖漿：把 2-4 顆大洋蔥切成半圓形薄片，放入深鍋中。倒入蜂蜜，量要剛好淹過洋蔥。用非常小的火燉煮洋蔥和蜂蜜，煮到洋蔥軟化、有點糊狀，且蜂蜜嚐起來帶有濃郁的洋蔥味。如果你想要做出更濃烈的糖漿，也可以加入切碎的大蒜，這樣糖漿的藥效會更強，口感更佳！

使用方式：喔，它的滋味真的很棒、很好吃！如果你是剛出現類似感冒症狀，請每隔一到兩個小時服用 ½-1 茶匙，以幫助身體抵禦感冒。如果你已經感冒了，請每天服用三至四次，每次 1 茶匙，以加速身體康復。

製作藥用糖漿的方法

　　小孩和老人似乎都比較喜歡糖漿，因為如果藥是甜的，這兩個年齡層的人用藥意願會更高。一首關於藥草糖漿的童謠就這麼寫著：「只要一匙的糖就能幫你把藥吞下去」。

1. 糖漿一開始是濃度很高的煎煮劑。將單種或多種藥草加水放入鍋中（1 夸脫水：2 盎司〔950 毫升：60 克〕藥草的比例），開小火，待鍋中液體小滾後，輕掩鍋蓋，繼續小火煎煮至鍋中液體濃縮至原本體積的一半。

2. 濾出藥草（用過的藥草可做堆肥）。測量茶湯體積，然後把它倒回鍋中。

3. 每 1 品脫（470 毫升）茶湯，加入 1 杯蜂蜜或其他甜味劑，例如楓糖漿、植物甘油或紅糖等。大多數的糖漿配方都要求加入 2 杯甜味劑（甜味劑和液體的比例為 1：1），但這對我的口味來說太甜了。（在冷藏技術尚未普及前，多加一些糖有助於糖漿的保存。）

4. 以小火加熱，並充分攪拌鍋中混料。大部分的作法會要求以大火加熱甜味劑和茶湯 20–30 分鐘，使糖漿變得濃稠。這確實可以煮出濃稠的糖漿，但我不想蜂蜜中的活性酵素受到破壞，所以只將

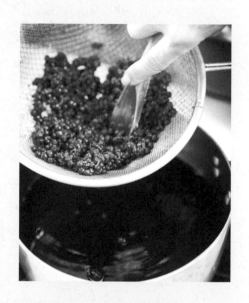

蜂蜜和茶湯加熱至融合一起的程度（不要超過華氏 110 度〔約攝氏 37.8 度〕，愈低溫愈好）。

5. 離火。如果你喜歡，可加入一些果漿或幾滴芳香精油（例如胡椒薄荷或綠薄荷）來增添風味，或是加入少量白蘭地，以幫助糖漿保存和 / 或作為咳嗽配方中的鬆弛劑。

6. 將糖漿裝瓶，放入冰箱冷藏，可保存數週。

浸泡油

你曾經製作過用於沙拉的大蒜油，或是在橄欖油中混合香草來烤你最愛的烤肉？那麼，你已經製作過藥草油了，藥草油僅僅是浸泡了藥草的油而已。要製作出真正品質好的藥用藥草油有幾項簡單的小訣竅，例如選擇高品質的油、能萃取出藥草藥用成分的適當溫度，但不需要很長時間你就能掌握這門技藝。學會了製作藥草浸泡油的方法後，距離製作出軟膏和藥膏就不遠了。

選擇配方成分

透過使用不同的藥草和精油組合，可以製作藥性較強的藥用油，也可以製作芳香的按摩油和沐浴油。雖然你可以用任何一種優質的植物油製作浸泡油，但在做藥用油時，橄欖油是首選，因為它本身就具有舒緩鎮定的作用，且富含油酸、omega-6 和 omega-3 脂肪酸。橄欖油也很穩定，不會很快變質酸敗。然而，在製作沐浴油或身體護膚／按摩油時，它或許就不是最佳的選擇，因為它的質地通常偏厚重，抹在身上會感覺油膩，而且總是有淡淡的橄欖味，但是用在製作藥用油和軟膏，它絕對是最好的油品。

製作藥用油最簡單又最省時的方法是「隔水加熱」，但我也建議你試試傳統的「日光法」。在太陽光的強效作用下，藥草精華會慢慢融入油中，這種方式可更突出藥草的藥效。還有其他一些製作藥草油的方法，不過這是一本新手入門指南，所以還是先從簡單和好上手的方法學起。這兩種方法簡單易學且效果很好，並且能確保成品的品質。

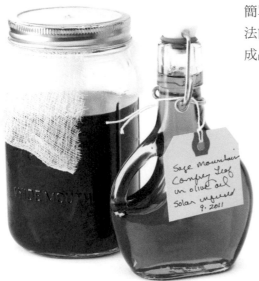

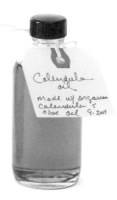

製作藥用浸泡油的方法（隔水加熱法）

　　只要將油保持在適當的溫度，這種快速、簡單的方法就能製作出完美的浸泡油。維持在華氏 95-110 度（約攝氏 35-43 度）之間的油溫最為適合。

· ·

1. 把藥草切碎，放入雙層鍋的上層。我「強烈」建議使用隔水加熱的方式來製作浸泡油，不要用直火加熱，因為油很容易加熱過頭，這會導致藥草和油因過熱而受損。相信我，你不會想要做出一鍋油炸藥草或散發著焦味的油，如果你不是用隔水加熱的方式製作浸泡油，這兩種情況都很容易發生。

2. 加入優質的食用油（最好是橄欖油），淹過藥草約 2.5-5 公分。

3. 慢慢將油加熱至即將沸騰、微微冒泡的狀態 —— 請不要快煮至沸騰，或讓溫度過高。小火慢煨30-60 分鐘，要時時確認鍋中狀態，以免油溫過熱。當油看起來和聞起來都有「藥草味」時 ——顏色會變成深綠或金黃色，並散發出濃郁的藥草味 —— 就表示藥草的藥效成分已轉入油中。加熱的溫度愈低，浸泡的時間愈長，浸泡油的品質就愈好。

4. 用大型的不鏽鋼濾網（有需要的話，可在網上再鋪一層紗布或棉布）濾除藥草，丟棄用過的藥草。

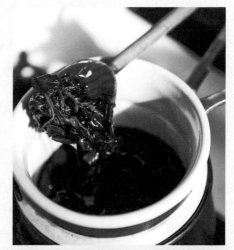

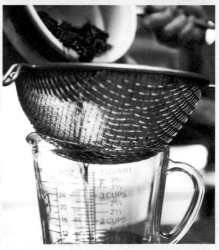

待浸泡油放涼後，裝瓶並貼上標籤。在此特別提醒：要等瓶子裝入浸泡油、拭淨瓶身後，再貼上標籤，以免弄髒標籤。

製作日光浸泡油的方法

我必須承認，這是我最喜歡的藥草油製作方法。它利用強大的太陽光能量將藥草成分提取到油中，這怎麼可能不具療效呢？我是從我最早的老師朱麗葉‧德‧貝拉克里‧列薇（Juliette de Bairacli Levy）學到這種方法的。她會把裝有藥草浸泡油的玻璃罐放在沙箱中，以聚集太陽熱能，這是地中海地區很常使用的一種技巧。

· ·

1. 在廣口玻璃罐內放入藥草，加入優質的食用油（最好是橄欖油），淹過藥草約 2.5-5 公分，上蓋密封。

2. 把玻璃罐放在溫暖、陽光充足的地方，讓混合物浸泡兩週。

3. 用棉布或紗布濾除藥草。（若想製作雙倍濃度的浸泡油，可加入一批新的藥草，再浸泡兩週。這樣你就能獲得效果強大的藥用油。）然後將藥用油裝瓶。

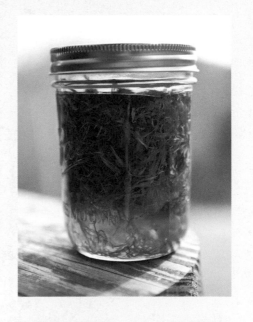

小叮嚀：你可以把濾除的藥草中殘留的油擠壓到另一個容器中，把油擠壓乾淨。不要將這些油與原本的藥草油混合，因為第二次濾出的油中會有很多小藥草顆粒。這些油可以留作烹飪和沙拉醬使用。

由於油接觸熱和光通常很快就會變質，所以你可能會認為日光浸泡油會在幾週之內變質。不過，只要有藥草還浸泡在油中，這些油就不會變質。一旦濾除藥草，浸泡油就會像任何的油一樣容易變質，但在實際浸泡過程中它們能保持穩定狀態。沒有人解釋過為什麼會有這種現象，所以我只能假設這與藥草的抗氧化特性有關。我只知道這是我們祖先製作浸泡油的方法，幾個世紀以來一直奏效。

很多人偏好使用新鮮藥草製作浸泡油，當然可以。但我發現，在大多數情況下，已去除水分的優質乾燥藥草能製作出品質更好的浸泡油。油和水無法充分混合；藥草中的水分會使藥草油受潮、滋生細菌，導致變質。因此，使用新鮮藥草製作浸泡油時，在放入油中之前，通常會先將藥草晾乾：我會把它們平鋪在籃子或篩子上，放在溫暖、陽光不會直射的地方，讓它們曬乾幾個小時。當它們看起來發軟、皺縮，就可以用來製作浸泡油。剛萎縮的新鮮藥草因為已蒸發掉部分水分，從而減少了變質的可能性。

一般來說，除了橄欖油和椰子油非常穩定外，植物油都會很快變質，保鮮期也不長。大多數的油暴露在高溫和光照下，幾週內就會開始變質；更糟的是，許多油甚至在你購買時就已經變質。

變質的油，是產生自由基進而損害身體健康的主要原因。所有的油類都應該存放在陰涼、避光處，以延長它們的保鮮期。冷藏是最好的保存方式，但大部分廚房冰箱的空間永遠不夠用。所以，請找一個陰涼、避光的地方存放這些珍貴的油。只要保存得宜，以橄欖油製成的藥草油可以保存數個月至一年。當油聞起來有「異味」或失去原有的色澤，就應該丟棄，重製一批新鮮的浸泡油。

注意事項

有時罐身內側的頂部會凝結一些水珠，由於水會導致油滋生細菌，所以一旦出現這種情況，請打開罐子，用潔淨、乾燥的棉布抹除這些水分。如果罐內持續反覆出現水珠，不要蓋上密封蓋，改用厚厚的幾層粗棉布覆蓋罐口，讓罐內的水氣散發。

如果藥草油發黴了，那表示藥草中的水分過多或罐子裡的溼氣太重。請使用乾燥藥草，或將新鮮藥草稍微曬乾再使用。務必確認容器完全乾燥、不帶一絲水氣，並檢查罐蓋內部，尤其是附有密封墊的；罐蓋密封墊經常會蓄積水氣。

一旦聞到藥草油散發出變質奶油般的「異味」，就不要再食用或外用了。皮膚是人體最大的吸收和排泄器官，我們應該要善待它。一個健康小忠告：如果你不會想吃它，就不要把它塗抹在皮膚上，因為它「美顏美體」的功效肯定會大打折扣！

藥膏

學會製作藥草油之後，你離藥膏就只差一步了。藥膏也稱為油膏，是由蜂蠟、藥草和植物油製成。植物油是作為溶出藥草具療效成分的溶劑，提供療癒和潤膚的基底。蜂蠟也是一種具有保護和舒緩作用的潤膚劑，並能提供形成固體藥膏所需的硬度。

製作藥膏的方法

要製作出高品質藥膏需要一些技巧，不過只要按照下列這些簡單步驟操作，即使你是新手，通常也都能製作出完美的藥膏。

．．

1. 按照第 35 頁的說明製作藥草油。

2. 以每 1 杯藥草油成品，加入 ¼ 杯蜂蠟的比例添加蜂蠟。用非常小的火加熱蜂蠟和藥草油，並不時攪拌，直到蜂蠟完全融化。然後進行快速稠度測試。不要跳過這個步驟；它很簡單，只需幾分鐘時間，就能確保藥膏有達到你想要的硬度。挖一匙混合物置於盤中，放入冷凍庫靜置一到兩分鐘後，取出確認藥膏的硬度。想要硬一點的藥膏，就再多加點蜂蠟；想要軟一點的藥膏，就再多加點油。

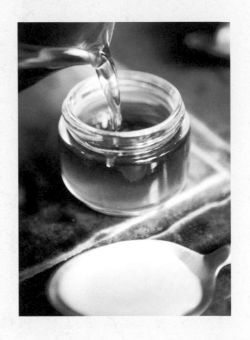

3. 將混合物調整到你想要的稠度後，就可以將鍋子離火，並立即倒入小玻璃瓶或小罐子。很顯然，你正在傾倒非常熱的油，所

以一定要小心。不能讓孩子進行這個分裝的工作！

4. 把藥膏存放在陰涼的地方，可保存至少數個月。有些藥膏我甚至還保存了數年之久。（但是，如果你把藥膏放在汽車裡，或太陽直曬處，它很快就會變質：顏色變淡，並散發出腐敗的油臭味。）

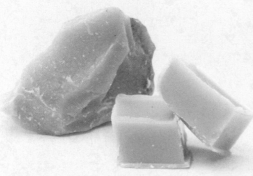

酊劑

酊劑是一種非常濃縮的藥草萃取液，是最常使用的草藥內服方法之一。酊劑製作簡單、服用方便，並且保鮮期長。儘管我更喜歡用藥草茶來解決慢性健康問題，但我也很欣賞酊劑的便利性，並經常推薦使用，尤其是在處理急症的時候。只需將一兩滴的酊劑滴入少量溫水、茶或果汁中稀釋，即可飲用。你也可以直接從瓶子裡取出酊劑服用，但這樣它們的味道會有點重，藥效也會特別強。

酊劑大多是以酒精作為溶劑。雖然服用酊劑實際上會攝入的酒精量很少（大約一天一到兩茶匙的量）。但有些人不喜歡用酒精，會使用植物甘油（vegetable glycerin）或蘋果醋來做為溶劑。雖然這些無酒精酊劑的功效不如含酒精酊劑那麼強，但它們仍然十分有效，更適合兒童和對酒精過敏的成年人。

選擇溶劑

如果你打算用酒精作為酊劑的溶劑，請選擇酒精度 80–100 的酒精。「度」（proof）是一種衡量烈酒中實際酒精含量的標準單位：酒精度的一半是烈酒中酒精含量的百分比。舉例來說，標示 80 proof 的烈酒，酒精含量為 40%；標示 100 proof 的烈酒，酒精含量為 50%。烈酒中非酒精的液體，全都是水。40：60（酒精 40%、水 60%）到 50：50（酒精 50%、水 50%）的比例範圍，是萃取藥草大部分藥性成分的理想介質，這也是自酒精出現以來，藥草師一直使用酒精作為草藥基底的理由。這是一種完美的組合。大多數伏特加、杜松子酒、白蘭地和蘭姆酒的酒精度都在 80–100 之間，其中的任何一種酒用於酊劑都能發揮很好的效果。

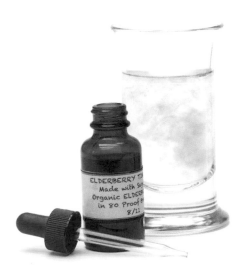

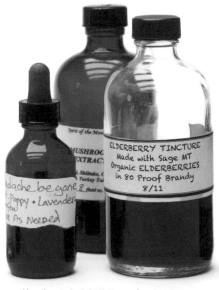

製作酊劑的方法

　　製作酊劑的方法有很多種。雖然我經營了幾家草藥公司，可以精確地製作標準化酊劑，使用精密儀器對每種成分進行稱重和測量，並做詳細的記錄，但當我在自己的廚房裡時，我會使用傳統的單方藥草師測量法（請參閱第 25 頁專欄）。這種測量法製作出的酊劑品質，就跟實驗室出品的酊劑一樣好，且更簡便並有趣得多。用這種傳統方法製作酊劑，只需要準備藥草、酒精（或是甘油或醋）和一個附密封蓋的玻璃罐。藥草的部分，新鮮或乾燥皆可，但如果使用新鮮藥草，在製作前可能需要先將它們稍微晾乾，以減少藥草中的含水量。

1. 把藥草切碎，放入潔淨、乾燥的玻璃罐。

2. 倒入足量的酒精，淹過藥草大約 5–7.5 公分，然後密封玻璃罐。藥草浮到瓶口處很正常，如果出現這種狀況，請先靜置一到兩天，然後再確認是否需要補加酒精，讓酒精達到可淹過藥草約 5–7.5 公分的量。有時我在倒入酒精前，會先在玻璃罐罐身的外側標記藥草的高度，作為後續要加入多少酒精的依據。

3. 把玻璃罐放在溫暖、陽光充足的地方，讓藥草浸泡（浸漬）四至六週，每天把罐子拿起來搖一搖。有必要每天搖晃罐子嗎？也

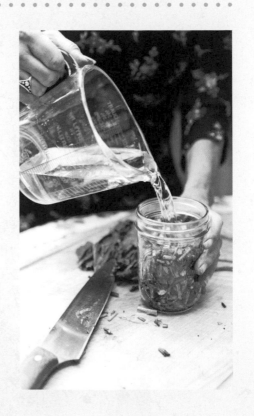

許沒必要，但我喜歡每天用祈禱和療癒的意念來灌注我的藥劑。不過就實用層面來說，搖晃罐子可使藥草和溶劑充分混合，避免藥草沉澱底部。

4. 濾除液體中的藥草（將用過的草藥獻給堆肥女神），把液體倒入可密封的乾淨玻璃罐中，存放在陰涼處。以酒精為基底的酊劑可以保存很多年，以甘油為基底的酊劑大概可保存二到三年，以醋為基底的酊劑則至少可保存一年，甚至更長時間。

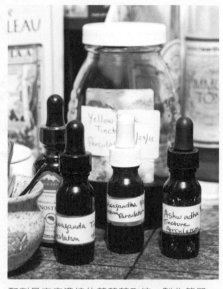

酊劑是高度濃縮的藥草萃取液，製作簡單、服用方便，是最受歡迎的草藥形式之一，服用時，最好先用茶、水或果汁稀釋。

「一滴」到底是多少？

酊劑的劑量通常以「滴」（drop）或「滴管」（dropperful）為單位來給藥。在此提供一份快速參考指南。（是誰算出這些滴數？我要感謝她！）

茶匙量	滴管量	毫升量
¼ 茶匙	1 滴管（35 滴）	1 毫升
½ 茶匙	2½ 滴管（88 滴）	2.5 毫升
1 茶匙	5 滴管（175 滴）	5 毫升

如果使用醋做為溶劑，在加入藥草前請先加熱醋，以幫助藥草釋出有效成分。請記住，由於醋無法有效溶解藥草成分，所以醋酊劑的藥效不會像酒精酊劑那樣濃烈，也不會持續很長時間。但醋有一個優點，那就是它是一種常見的烹飪調味料，所以可以將它加入日常飲食中（例如混入沙拉醬）。

甘油是所有動物脂肪和植物脂肪的組成成分，是一種甜味黏性液體，也具有溶劑性質。它的效力遠不如酒精，也不像醋那樣用途廣泛，但它也有一些優點；最主要是非常甜，可以製成孩子們喜歡的美味酊劑。只能使用食品級植物甘油來製作酊劑，一些藥店和大多數天然食品店都有販售。甘油在添加到藥草中之前，先用水稀釋，通常比例為二份甘油兌一份水（如果甘油特別黏稠，可以加更多的水稀釋）。

搽劑

搽劑的製作方法和酊劑相同，不過搽劑是外用，而酊劑一般是內服；搽劑向來用於消毒傷口與緩解肌肉痠痛。搽劑的配方有上百種，我自己也製作過很多種，我最喜歡的搽劑配方請參見第 133 頁。

藥草丸

藥草丸製作簡單，也很實用。你可以自己調配藥草丸配方，讓味道好到連孩子都願意吃。藥草丸對喉嚨痛有很好的療效，你可以在藥草丸中加入具抗感染效用的藥草，含在嘴裡吸吮，就能有效舒緩喉嚨的不適感。

如果你的手夠巧，這些小藥丸的成品會看起來很專業。我在製作藥草丸時，一開始總會搓成完美的小圓球，但最後我搓累了，就會直接把剩下的藥草揉成一大圓球，放入玻璃罐，冰在冰箱裡，然後在瓶子上貼上一張寫著「自己搓」的小便條。

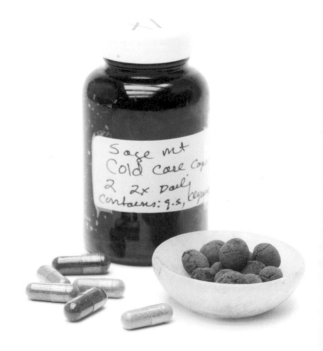

製作藥草丸的方法

製作藥草丸很適合和孩子一起進行。製作藥草丸的過程中可能會有點混亂，但很有趣也很簡單——如果孩子自己親手製作，他們會更願意服藥。添加角豆粉或可可粉不僅能讓藥草丸更美味，還能強化藥草丸功效。甘草粉也具有同樣的作用。

1. 把磨成粉的藥草放在碗裡，加入適量的水和蜂蜜（或楓糖漿），攪拌成黏稠的藥草糊。

2. 如果你喜歡，或是配方裡有指示，可以在藥草糊裡加入一小滴精油，然後攪拌均勻。不要加太多，一兩滴即可。冬青和胡椒薄荷精油都是很好的調味劑，或者你也可以選擇能增強配方藥效的其他精油。

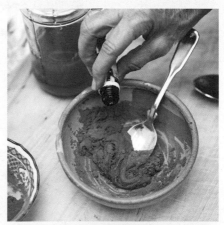

3. 加入足量的角豆粉或無糖可可粉增稠藥草糊，待藥草糊呈現濃稠、滑順的狀態後，再將它揉捏至如麵團般的光滑團塊。

4. 將團塊分成小塊，搓成藥丸大小的小球。如果你喜歡，也可以將藥草丸放入角豆粉或可可粉中滾動，使其外表更美觀。

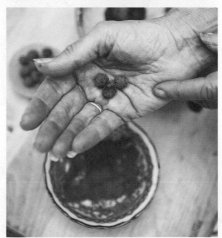

5. 把這些藥丸放到食物乾燥機裡烘乾，或是放在烤盤上，送入烤箱，以非常低的溫度烘乾（大概華氏150度〔約攝氏65度〕，或只開烤箱燈）。如果天氣溫暖、乾燥，可以利用陽光曬乾藥草丸。

6. 乾燥的藥草丸能夠無限期保存。請裝填至玻璃罐中，存放在陰涼處。

藥草浴、敷劑和溼敷

朱麗葉·德·貝拉克里·列薇是我最早的藥草老師之一，是一位偉大的藥草師。她活了將近一百歲，對美國現代藥草醫學的影響無人能及。朱麗葉的成功在於她關懷的能力、同情心、內在智慧和覺察。她信賴地球上最簡單的配方，使用她在周遭發現的植物調配草藥，並將她自身的智慧和熱情傾注其中。

朱麗葉使用草藥的方法也很簡單。她尤其喜歡「敷葉子」，也就是她所說的敷劑（poultice）和溼敷布（compress），並利用它們治療多種健康問題。她還採用冷水浴，在浴缸裡治療各種疾病。直到八十幾歲，她仍每天游泳，經常在大海或河流中游泳，這些都是她生活周遭自然景觀的一部分。每天浸泡在生命之水中，是否就是她保持健康和充滿活力的祕訣之一呢？

以下是一些簡單的草藥使用技巧或方法，它們可以強化或增進藥草的作用方式。我不認為科學或現代醫學能提供與這些傳統的、免費的家庭保健技術一樣實用又有效的東西。

藥草浴

功效：根據你選擇的藥草和水溫，你可以創造出放鬆、刺激、提神、舒緩、解瘀或展現其他不同療效的藥草浴。藥草浴可以打開皮膚毛孔，而皮膚是人體最大的吸收和排泄器官。藥草浴猶如將我們自己浸泡在一種強效的藥草茶中。事實上，有幾位知名藥草師多是透過藥草浴形式來施用他們的草藥配方。

所需材料：復古爪足浴缸很適合用來作藥草浴，但任何尺寸的浴缸都可以。當然，你會需要準備藥草，或許還需要準備一些精油、蠟燭或薰香。不妨把它當作是一種體驗，然後嘗試泡個藥草浴；這絕對值得一試！

製作和使用方式：用大的手帕、絲襪或濾網，把藥草包起來，然後將它直接綁在浴缸的水龍頭上。打開水龍頭，先以最熱的水溫直沖藥草包，直到浴缸裡半滿。然後將水溫調整到適合的溫度：熱水會讓人放鬆身心，冷水讓人提振精神，溫水則是居中。待浴缸放滿水後，即可加入精油。

敷劑

功效：敷劑（poultice，或稱膏藥）是將溼潤的藥草、礦土（clay）、磨碎或搗爛的蔬菜，或其他吸收性物質敷在皮膚上，可用於吸附汙物、舒緩或促進血液循環。一般來說，敷劑都是用於治療蚊蟲叮咬、皮疹、燒燙傷、肌肉痠痛、扭傷、血中毒、腺體腫脹、囊腫、癤（俗稱疔仔）、面皰、

內傷和腫瘤等病症。

　　所需材料：最基本的，就是藥草和／或任何加到敷劑裡其他材料。你或許還需要準備兩到三條毛巾或棉布（法蘭絨是我的最愛），用來包覆敷劑。

　　製作和使用方式：如果是使用新鮮藥草或蔬菜，將它們搗碎或磨碎後，加入適量的沸水，讓它們呈現糊狀或泥狀。如果是用粉狀的藥草或礦土，只需加入適量的沸水，調成濃稠糊狀即可。做好的敷劑，你可以直接塗抹在皮膚上，也可以先抹到棉布裡，再敷在皮膚上。用毛巾蓋住。可以在敷劑上放熱水袋或加熱墊來保持敷劑熱度。待敷劑冷卻後再更換。可視你的需求重複數次，但每次敷用的時間不要超過一小時。

溼敷

　　功效：溼敷（compress，敷布）是將吸附了冷或熱液體的布料敷在皮膚上。熱溼敷可將血液帶到皮膚表面，從而促進該部位的血液循環。同時，它的熱度也可將體內的髒東西帶到體表；在某些情況下，它還能緩解充血症狀。冷溼敷則有助緩解身體炎症、腫脹和發熱現象，例如曬傷、瘀傷、拉傷、扭傷、腺體腫脹和乳腺炎等。

　　所需材料：柔軟的棉布，以及熱或冷的藥草茶或水。

　　製作和使用方式：準備一份特濃藥草茶（通常要比你平常喝的濃三倍）。

　　冷溼敷時，可將茶放入冰箱降溫，或是在茶裡添加冰塊。熱溼敷時，請將茶放在爐火上加熱，並保持一定熱度。不論是熱溼敷或冷溼敷，都只需要把棉布浸入準備好的藥草茶，再把吸附茶湯的溼布直接敷於患部。（如果是熱溼敷，可在敷布上放一個熱水袋或加熱墊維持敷布的熱度，幫助熱量滲透進組織中。）每次溼敷至少 30 分鐘，但最多 45 分鐘，有需要的話，可將敷布再次浸入茶湯，維持敷布的溼度。每天重複數次，連續數天。

熱敷

　　功效：熱敷（fomentation）是一種冷熱交替的外敷方法，溫度波動會導致微血管擴張和收縮，這種對血流的物理操縱（physical manipulation）是消除整個系統充血和阻塞，最佳和最安全的機制之一。

　　所需材料：你會需要兩大張柔軟的棉布方巾，還有熱茶（一直保持著一定的熱度）和冷水（用冰塊保冷）。

　　製作和使用方式：先在患部熱敷 5 分鐘，再冷敷 2 到 3 分鐘。冷敷熱敷交替重複進行至少 20 分鐘。我曾連續操作這個程序數小時，幫助多位患者排出他們的膽結石和腎結石。

草藥劑量和持續時間應用小技巧

草藥的用藥劑量會因每個人的身型和體重而有所不同。基本上，成人的劑量是以 150 磅（約 68 公斤）的體重來計算（兒童劑量請參閱第 48 頁）。不過，除了體重，在確定正確劑量時，還必須考量其他因素，包括個人對食物和藥草的敏感性、整體健康狀況，以及正在治療的特定疾病或健康問題等。最為重要的一項因素，就是病情屬於急性的還是慢性的健康問題。

急性健康問題

急性問題是短時間發生的問題，通常發病快，症狀猛烈，但也很快就會對治療產生反應；例如牙痛、頭痛、發燒、噁心、腸胃不適、經痛、割傷、擦傷和外傷等，皆屬於急性健康問題。

藥物治療通常對緩解急性症狀非常有效，因為它們旨在快速消除症狀，但有時會對整體健康造成傷害。草藥對急性症狀也很有幫助，但效果卻可能不是每次都那麼顯著。

例如，當你出現感冒的初期症狀時，也許可以每小時服用 ½ 茶匙的紫錐菊酊劑來避免生病。但如果你是按照紫錐菊酊劑瓶身上的用藥指示服用（每天兩次，每次 30 滴），那麼最終你很可能還是會引發那討人厭的感冒；小劑量的頻繁服用，能得到更好的療效。

再舉一個例子，要緩解急性高燒，

急性健康問題的用藥劑量

由於這類健康問題正處於活躍期、症狀明顯，因此藥方必須快速有效地發揮作用。關鍵是要讓症狀快速改善。一般來說，經常服用小劑量比每隔一段時間才服用大劑量療效會更好。以下是建議用藥劑量：

● 每半小時服用 ¼ 杯藥草茶，每天最多服用 4 杯。
● 每 2 小時服用 ½–1 茶匙藥草糖漿，每天總量不超過 10 茶匙。
● 每小時服用 ¼–½ 茶匙酊劑，每天總量不超過 6 茶匙。
● 每 2 小時服用 1–2 粒藥草丸或膠囊，每天總量不超過 8 粒。

你可以每半小時喝四分之一杯退燒藥草茶（例如含有西洋耆草、胡椒薄荷和西洋接骨木的藥草茶），直到退燒為止，而不是每天三次、每次飲用一杯，如此效果會更好。

慢性健康問題

慢性問題通常都是長時間發展而來，且起因多半與生活型態和／或遺傳因素有關，所以治療的難度普遍較高。由於它們長期且持續的疾病，通常也會需要較長的治療時間。藥草師常說，你每有一年的慢性病，就需要一個月的治療才能痊癒。例如，如果你有六年的過敏史，那麼你就需要接受六個月的草藥療程。當然，這樣的說法有點武斷，但關鍵在於慢性疾病問題沒有快速治癒的方法。藥草療法和其他自然療法是治療慢性問題的理想選項，因為它們不只能化解造成這個問題的根本或核心原因，還能夠改善或消除其所引發的相關症狀。而處方藥物一般只針對症狀開立，因此雖然它們確實能有效緩解慢性問題所引發的症狀，但卻往往使真實問題變得更加嚴重。

有時需要暫停一下草藥療程，這麼做不是因為草藥會在體內累積，或是會產生毒性副作用，而是給予身體系統休息總是有益。在療程中每週停藥一兩天，放鬆一下，然後再恢復原本的用藥。

慢性健康問題的用藥劑量

如果你的慢性問題引發了急性症狀，通常需要使用針對急性問題的建議劑量來治療這些症狀。但如果要長期治療疾病的根本性問題，間隔較長時間、一次服用較大劑量會是比較好的用藥方式。大多數情況下，成功解決慢性問題的關鍵就在於持之以恆：一定要謹守你的草藥療程計畫，按時服藥。

以下是慢性健康問題的建議用藥劑量：

- 每天 3–4 杯的藥草茶。
- 每天兩次，每次 1–2 湯匙的藥草糖漿（或視需要調整服用次數）。
- 每天兩到三次，每次 ½–1 茶匙的酊劑，每天總量不超過 3 茶匙。
- 每天兩到三次，每次 2–3 粒的藥草丸或膠囊，每天總量不超過 6 粒。

使用草藥治療孩童

人們對使用藥草替孩子療傷治病通常持謹慎態度。儘管他們可能會用草藥改善自己的健康問題，但卻選擇給孩子服用西藥，因為「醫生說要吃這些藥」。這種做法似乎頗為奇怪和矛盾，因為比起一般藥物，草藥通常更安全，而且孩童對它們的反應也相當好。

當然，要給孩子們吃哪一種藥取決於家長，父母會做出他們認為對孩子最好的選擇。但是，只要快速地看過即使是最安全的兒童非處方藥的副作用，以及查看有著類似功效的兒童草藥，就會相信使用草藥療法會是個更安全、有效的選項，尤其是在解決我們在本書中所提到的那些簡單而常見的疾病問題。

孩童的建議劑量

成人劑量為 1 杯（8 盎司）時	
年齡	劑量
未滿 2 歲	½ 到 1 茶匙
2 到 4 歲	2 茶匙
4 到 7 歲	1 湯匙
7 到 12 歲	2 湯匙

成人劑量為 1 茶匙時	
年齡	劑量
未滿 3 個月	2 滴
3 到 6 個月	3 滴
6 到 9 個月	4 滴
9 到 12 個月	5 滴
12 到 18 個月	7 滴
18 到 24 個月	8 滴
2 到 3 歲	10 滴
3 到 4 歲	12 滴
4 到 6 歲	15 滴
6 到 9 歲	24 滴
9 到 12 歲	30 滴

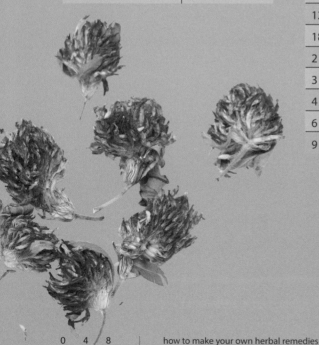

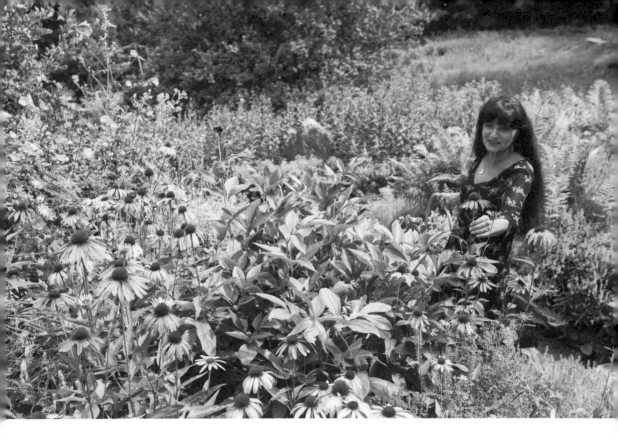

恭喜！

　　你已經完成了「草藥製作的基礎課程」，此刻就讓我們用實際行動來慶賀你所學到的一切！請扔掉經常塞滿藥櫃的過期藥物，儲放一些新鮮的草藥製劑，這些製劑都是你親手製作的，使用的成分新鮮且無害。當你或你的家人出現感冒、咳嗽、喉嚨痛或任何常見的其他病症時，可以試試使用這些草藥製劑。如果這些自製草藥沒有達到你想要的功效，或是你康復的速度沒有達到你的期望，你都可以立刻到附近的藥局購買符合你需求的藥物。當然，若有必要，你也可以隨時向專業醫師尋求協助。

醫學不是一門科學，而是一門藝術，因此沒有固定的方法來解決人類的困境，也沒有單一的通用準則可遵循。

　　　　　　　　　　　——藥草師暨作家 麥可・摩爾（Michael Moore）

Chapter 3

九種常見藥草與香料的栽植和
使用方式

　　置放藥草和香料的櫥櫃裡藏著豐富的藥草植物。大多數人都沒有意識到，他們撒在料理上的那些藥草和香料是著名的天然良藥，歷來備受許多文化的重視。這些常見的料理英雄幾乎各個都是藥效絕佳的廚房良藥。有好幾次，我在拜訪親友時，聽到他們說自己因為感冒、流感或頭痛不太舒服。雖然這些親友不見得有個擺滿藥草的家庭藥櫃，或是住家附近也沒有藥草店，但每次我總是可以自信地打開他們擺放香料的櫥櫃，然後在裡面找到我需要的藥草，為他們調配出有效的草藥。有時候，大家會覺得我有某種特殊「魔力」，但我只不過是做了我們祖先一直在做的事。

　　儘管我們常會把某些藥草的風味和特定食物連結在一起 —— 例如羅勒和番茄、丁香和肉、辣根和豐盛的肉類料理 —— 但是這樣的搭配通常是出於這些藥草的藥性，而非風味。羅勒有助消化番茄裡的酸性物質；在還沒有冰箱的時代，丁香和其他香料有助肉類的保存；至於辣根，則是可以提振消化能力，有助人體消化富含油脂的食物。事實上，有許多藥用植物都是以這樣的方式走入家庭，由「香料女主人」帶進廚房，然後將它們蘊含的療癒力隱藏在料理之中。

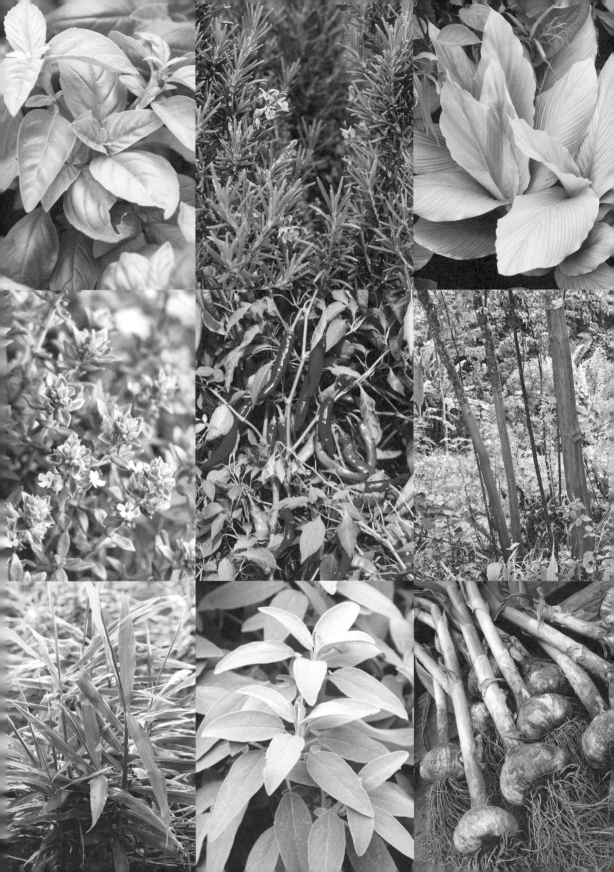

什麼情況下藥草作為草藥而不是食物？

「讓食物變成你的藥，讓藥變成你的食物」（藥食同源），是一句充滿智慧的古老格言。事實上，我們每天所選擇的飲食和生活方式，對我們的長期健康有著相當深遠的影響。奇怪的是，只有在失去健康的時候，我們才會特別重視保健，也只有在藥物效力非常強大的時候，我們才會認為它是有效的——即便它可能產生與原本症狀一樣嚴重的副作用。如果我們能在平時就定期關心自己的健康，這會使得健康照護更有意義；同樣的，如果藥物能在具備強大效力之餘，還不會對我們的身體造成傷害，那麼這也會使得健康照護更有意義。在選擇治療的方法時，永遠要優先選擇「效力最強，但傷害最小」的選項。畢竟，「首先，不造成傷害」不就是醫師誓言的第一條嗎？

你在本章將了解到，許多你每天會吃到的藥草、香料和食物，都被視為藥物。那麼，藥物和食物的區別是什麼呢？「服用劑量、服用頻率和製備方式」就是區分兩者的主要條件。舉例來說，由胡蘿蔔、甜菜、蒲公英根和薑打成的現榨蔬果汁，就是一種美味的提神補品，任何人偶爾喝上一杯，都會感覺到精力充沛。但是，如果你想把這種滋補飲品變成一種可有效治療特定病症的藥物，例如肝鬱血（liver congestion）、消化不良、和 / 或一再復發的皮膚問題，就需要每天喝二到三杯，且持續喝二到三週。又比方說，偶爾喝杯薑茶，不只能一飽口福，甚至還有助緩解經痛。但若要把薑茶做為藥用，讓它對經痛發揮長久性的作用，女性就要以少量飲用的方式，在月經週期天天飲用薑茶。或者，做菜時加點大蒜，可能有助於支持心臟的整體健康，但若要降低膽固醇和治療循環系統疾病，則需要定期服用一定量的大蒜。

只要掌握服用劑量、服用頻率和製備方式這三大條件，你就能將料理中常見的香草，轉變為具有強大療癒力的草藥。

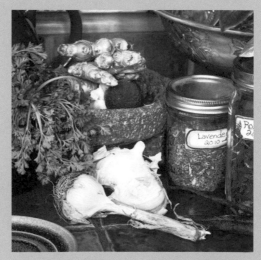

大蒜、巴西里和生薑這三者的組合，會因為製備方式和服用劑量，由食物變成藥物。

甜羅勒（Basil/ 學名：*Ocimum basilicum*）

　　羅勒在全世界有超過一百五十種的品種，並以其獨特的風味、香氣、精油和療癒特性而聞名。廚房裡的常見品種是甜羅勒，學名為 *Ocimum basilicum*。它的屬名 Ocimum，源自古希臘文的「氣味」一詞；種名 basilicum，也源自希臘文，有「高貴」或「皇家藥草」之意。事實上，甜羅勒曾是皇族專用藥膏的成分之一，但長久以來，它也一直廣受一般人的重用，不論是在廚房或藥師（apothecary）中都很受歡迎。

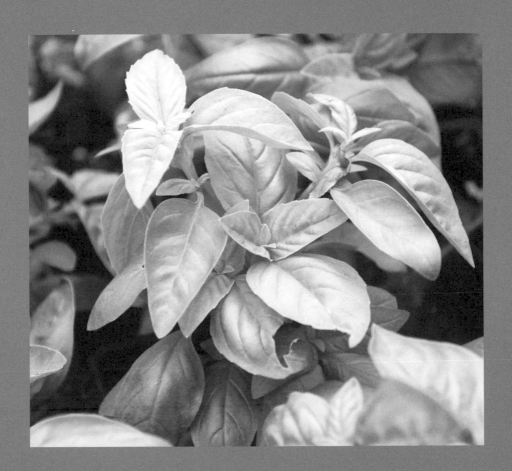

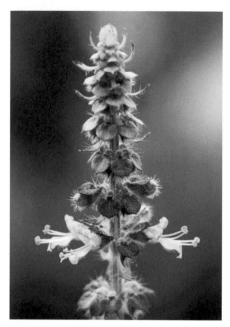

在花園裡，甜羅勒有著至高無上的地位，以其獨特的風味、香氣、精油和絕佳的烹調和藥用價值聞名。

使用部位

葉子和花梢

重要成分

揮發油、咖啡酸（caffeic acid）、單萜（monoterpenes）、單寧（tannin）、β-胡蘿蔔素（beta-carotene）和維生素 C

安全性

非常安全，且經過長時間的考驗。無任何已知的副作用，請放心使用。

種植方式

甜羅勒是一年生植物，很好栽種，但對寒冷的天氣敏感。在氣溫回升至華氏 50 度（約攝氏 10 度）以上，可以直接將種子播種於土壤。或者，若是在室內種植甜羅勒，就可以早一點播種。它們是喜歡日照和溫暖氣候的植物，所以請把它們栽種在陽光充足的肥沃土壤裡，並讓每株植株保持約 15–20 公分的間距。在生長期以魚肥（fish emulsion）或液肥施肥，讓它們在肥沃的環境中生長，是使它們健康生長、長出茂密漂亮葉子的祕訣。請將它們的花苞修剪掉，以免它們變得「長莖，不長葉」，也能確保它們有更長的生長期。採收時，在整個生長期，你都能隨時採摘它們成熟的葉子。只要種六到八株，就能讓你在產季採摘到充足的新鮮甜羅勒，也足夠你在冬季期間用來製作青醬和醋享用。

藥用價值

甜羅勒主要會對消化和神經系統產生作用，有舒緩脹氣、腹痛，以及預防或緩解噁心和嘔吐的功效。它是溫和的鎮靜劑，目前已發現它能有效治療神經敏感和衰弱、憂鬱、焦慮和失眠。它也具有抗菌性，用其新鮮葉子製成的汁液或敷劑，可以緩解蚊蟲叮咬所造成的搔癢和疼痛。

羅勒敷劑

我發現，羅勒敷劑對緩解蚊蟲叮咬造成的刺痛和腫脹，非常有效。

製作方式：

抓一把新鮮的羅勒葉，將葉子搗爛或嚼爛。

使用方式：

把敷劑直接抹在蚊蟲叮咬處，敷 15–20 分鐘。若有需要可再重複上述動作，直到腫脹和發癢的情況有所緩解。

相關變化：

◆ 如果沒有新鮮羅勒葉，可拿幾片乾燥羅勒葉，混入足量的水，將它搗成泥狀，直接敷在患處。

◆ 如果你想要讓它的功效更強大，可以用等量的羅勒葉和車前草葉製作敷劑。

緩解頭痛與壓力羅勒茶

製作這款藥草茶時，你可以選用新鮮藥草，也可以選用乾燥藥草。

◆ 1 份羅勒葉

◆ 1 份香蜂草葉

◆ ¼ 份洋甘菊花和 / 或薰衣草花

製作方式：

混勻所有藥草。以每杯沸水加入 1–2 茶匙藥草混料的比例（若用乾燥藥草加入 1 茶匙；若用新鮮藥草加入 2 茶匙），沖泡藥草茶。將沸水沖入放有藥草的杯子，浸泡 10–15 分鐘，然後濾除藥草。

使用方式：

熱熱喝，或是等茶水溫度降至室溫後，再行飲用。用熱水泡腳總是能有效舒緩頭痛，如果在水裡再加個一、兩滴薰衣草精油，能讓足浴帶來更大的幫助（水溫方面，請在你可忍受的範圍內，盡可能高溫）。假如還能有個朋友輕輕地幫你揉揉肩頸，那就更棒了。這樣坐著，一邊喝茶，一邊泡腳，你一定會感覺到頭痛漸漸退散。

藥用甜羅勒青醬

青醬可說是一種藥草醬。由新鮮甜羅勒、松子、帕瑪森乳酪、大蒜和橄欖油等食材製成的經典青醬味道鮮美，很少有其他款青醬能與之媲美，且能讓甜羅勒與其他藥草和諧地交融在一起。視你選用的藥草而定，你可以在青醬裡加入大量具有強大療癒力的營養素，讓家人吃得健康、營養，卻絲毫不會覺得自己「正在吃藥」。任何藥用植物的組合都有屬於它們的功效，你可以視自己的需求選擇添加哪些藥草。舉例來說，如果你想要清除體內的重金屬和毒素，就可以參考下列配方：

◆ ½–1 杯橄欖油
◆ 1–3 瓣大蒜
◆ 1 杯新鮮香菜葉和梗
◆ ½ 杯新鮮甜羅勒葉
◆ ½ 杯新鮮西洋蒲公英葉
◆ ½–1 杯松子或核桃
◆ ¼ 杯現磨帕瑪森乳酪、佩克里諾乳酪或其他硬質乳酪

製作方式：

將橄欖油、大蒜和新鮮藥草放入攪拌機或食物調理機中，攪打成滑順的糊狀。

加入堅果和乳酪，再次攪打，直到醬體變成你喜歡的質地（比起絲滑奶油狀的青醬，我更喜歡帶點顆粒的青醬）。

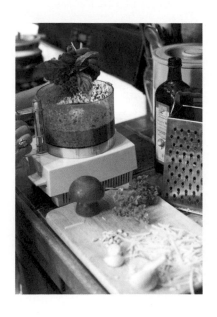
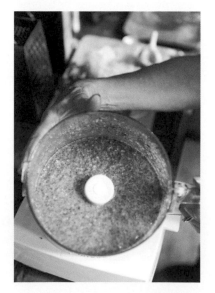

使用方式：

青醬可以搭配任何食物享用——蘇打
餅乾、穀物、義大利麵、湯品——甚
至單獨享用！雖然是使用藥草植物製
成，但它的味道一點都不突兀，能毫
無違和地融入各種佳餚。這就是最佳
的藥物：味道好、製作簡便，又能非
常有效率地將大量富含營養的藥用植
物帶入你的飲食。

你可以在羅勒盛產的季節，製作和冷
凍充足的藥用（和烹調用）青醬，如
此一來，即便在寒冷的冬季也能享用。
除非你很幸運，或刻意居住在一個一
年四季都有新鮮藥草生長的地區，否
則一旦夏季結束，你就無法再製作這
些青醬。因此，請提前規畫你要製作
多少的青醬。

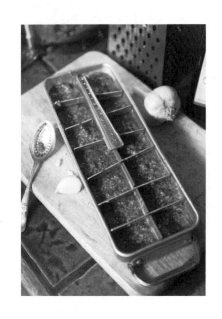

相關變化：

你可以根據這份基本配方，變換出各
式各樣的藥用青醬。視你的口味和目
的（想要達到的效果）而定，藥草在
青醬中的比例也會有所不同。先試著
用 1：1 的比例，將野生藥草與常用的
料理藥草混合在一起，然後嚐嚐它的
味道。有些藥草的味道會出奇地強烈，
但很好吃！下列是一些很適合用來製
作青醬的藥草：

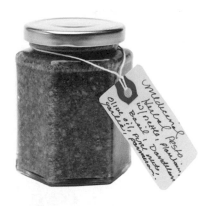

野生藥草

◆ 莧菜（千穗莧，amaranth）
◆ 繁縷
◆ 紅心藜（lamb's-quarter）
◆ 蕁麻
◆ 車前草

料理藥草

◆ 馬鬱蘭
◆ 薄荷
◆ 奧勒岡
◆ 普通鼠尾草
◆ 百里香

神聖羅勒（Holy Basil/ 學名：*Ocimum sanctum*）

說到羅勒，我真的不能不提到神聖羅勒，或通常所稱的「圖西」（tulsi）。神聖羅勒是印度野外隨處可見的藥草。它是印度最受推崇的藥草之一，根據記載，已有三千多年的藥用歷史。在印度廣泛使用治療系統阿育吠陀醫學（Ayurvedic medicine）中，神聖羅勒被歸類為 rasayana[1]，意指它是一種可滋養人體，使人更加健康、延年益壽的藥草。他們認為，每天服用這種藥草，有助維持體內脈輪（chakra，或稱「能量中心」）的平衡，進而喚起人類的良善、品德和喜樂。這就是圖西的力量！

神聖羅勒和甜羅勒有著相似的藥性，因此經常被歸類在一起，但它們之間還是有些許的不同。神聖羅勒是一種很棒的適應原滋補藥草（adaptogenic tonic herb），有助人體恢復整體的生氣和活力。甜羅勒或許也具備這些特質，但它更具體地針對人體的失衡或不適之處去改善我們的整體狀態；你或許能把這解讀為，它的藥性更高、能產生更具體的作用。你可以將兩者互換使用，在使用的過程中你會發現它們的不同之處。我通常會選用甜羅勒來治療頭痛和消化不良的問題，神聖羅勒則用來恢復活力和精力。

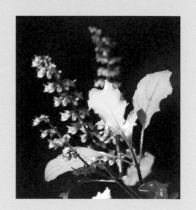

神聖羅勒酊劑

若想做出藥效更強的酊劑，請使用新鮮的神聖羅勒。

製作方式：
請參見「神聖羅勒長生醋」的製作方式，兩者的製作手續相同，差別只在於此款酊劑的溶劑要用 80 proof 的酒精。（有關酊劑的詳細製作步驟，請參見第 40 頁。）

使用方式：
把它當作一種恢復活力的適應原補品，以每天兩到三次，每次 ½–1 茶匙的方式服用。

---

[1] 阿育吠陀醫學分成八個組成部分，其中 rasayana 這個部分是延緩身體老化的老年學，以延長壽命、增加智慧和力量。——編註

神聖羅勒長生醋

把新鮮的神聖羅勒製成美味的醋,是天天享用這種藥草的好方法。做醋的時候,我多半會建議使用未高溫滅菌的生蘋果醋。它富含營養素和活性酵素、可鹼化人體的酸鹼值,而且有助建立健康的腸道菌群,這些住在我們消化道裡的細菌,對健康至關重要。如果你想製作用於調味料理的藥草醋,可以用酒醋(wine vinegar)作為藥草的溶劑;但如果是作為藥用目的,蘋果醋就是你的不二選擇。

製作方式:

將神聖羅勒葉放入容量一夸脫的乾淨寬口玻璃罐裡,約四分之三滿。若有必要,請先將葉子洗淨,並輕柔地拍乾。將未高溫滅菌的生蘋果醋注入罐內至近乎全滿,旋上瓶蓋,輕輕搖晃幾下。

把玻璃罐放到溫暖、陽光充足的窗邊,或靠近熱源的地方,浸泡三到四週,直到醋散發出濃郁、強烈的藥草味道和氣味。若想製作雙倍濃度的醋,可濾除罐中的藥草,加入一批新鮮藥草,再浸泡三到四週。

待醋製作完成後,即可濾除藥草,把它裝填在好看的醋瓶或酒瓶裡。(但這種細頸的瓶子不適合用來浸泡藥草,因為會很難把裡頭的藥草撈出,甚至可能無法撈出藥草!)若你喜歡,可以在瓶裡放入一、兩枝新鮮藥草,增添成品的視覺美感。

使用方式:

可每天在沙拉上淋 2–3 湯匙,或加在一小杯熱托迪[2](hot toddy,¼ 杯或更少)裡享用;甚至是混入蔬果汁,利用它爽口的滋味迅速為你提神醒腦。

相關變化:

當然,在自製這款神聖羅勒長生醋時,你也可以加入各種美味的藥草來增強風味和藥性。蒜瓣、整根辣椒,或是幾枝迷迭香、普通鼠尾草或百里香的枝梗,都是不錯的嘗試。在廚房調配草藥時,請盡情發揮創意,它能為你帶來無限的樂趣!

---

2 熱托迪是蘇格蘭或英國地區治療感冒的傳統偏方,一種威士忌加熱水、蜂蜜和檸檬汁的熱調酒,可緩解感冒症狀,迅速恢復體力。——編註

辣椒（Cayenne/ 學名：*Capsicum annuum*，以及其相關品種）

　　不論是在藥用或料理方面，辣椒都是我最愛的藥草之一，因為它有著廣為人知的療癒力、強烈刺激的風味和延年益壽的神奇功效。辣椒是絕佳的暖身藥草，它能把血液帶往冰冷的四肢末端，促進血液循環，讓全身暖和起來；也是很棒的止痛藥，常用於局部止痛。除此之外，辣椒還有著其他藥草難以企及的緩解鼻塞的作用。我實在無法想像，沒有它我該如何度過冬季。

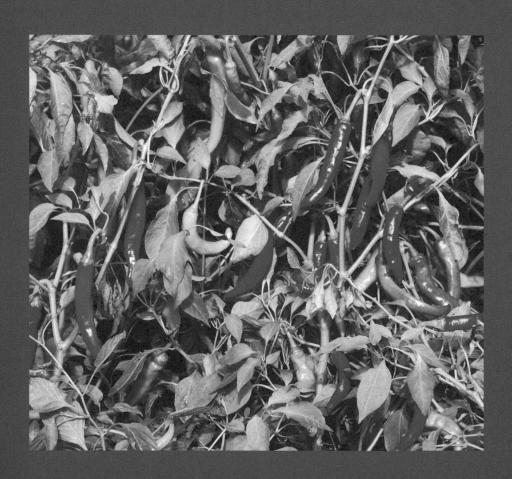

種植方式

辣椒很好栽種。它是一年生植物，生長期長，在氣候溫暖、土壤肥沃和陽光充足的條件下，生長得最好。不過，它對環境的耐性很強。即便是在北佛蒙特，它也能長得很好。相較於其他地方，佛蒙特或許不適合栽種辣椒，但如果夏季的天氣不錯（陽光多於雨水），在入秋之際，我們還是能採收到許多鮮紅的小辣椒。

藥用價值

辣椒是溫熱的血液循環刺激劑，是安全、有效的心臟滋補品，也是優秀的消化幫手。辣椒中的活性成分辣椒素（capsaicin），不僅能促進全身的血液循環，還能促進唾液和消化酵素的分泌來幫助消化。辣椒素也能刺激大腦分泌腦內啡（endorphin），這是一種會讓身體「感覺良好」的荷爾蒙。辣椒素已被證實能有效緩解關節炎、滑囊炎，以及肌肉關節問題所引發的局部疼痛，因此是多種非處方止痛乳膏的有效成分。辣椒富含維生素 A 和 C，可支持和協助免疫系統的運作，有助對抗疾病，這也是它常出現在感冒和流感配方的原因之一。辣椒還具有悠久的心臟病藥用歷史。二十世紀中葉，廣受眾人愛戴的著名藥草師約翰・克里斯多夫（John Christopher）博士極力推薦辣椒，說它是心臟病發的急救藥物和強化心臟的補品。近日美國和印度所做的科學研究則顯示，辣椒素能降低膽固醇，且或許有助降低心臟疾病的嚴重程度。

使用部位

辣椒可以食用和藥用的部位只有果實。辣椒屬於茄科植物（Solanaceae），而這一大類植物的葉、莖和花皆可能含有毒素。

重要成分

辣椒素、類胡蘿蔔素、維生素 C、類黃酮（flavonoids）、固醇類皂素（steroidal saponins）、揮發油

安全性

辣椒安全無虞，但有一點你需要特別注意：它是個很辣的藥草！使用時，請你務必小心地處理它。赤手接觸辣椒時，它所含的化合物可能會燒灼手部肌膚，尤其皮膚白皙或皮膚敏感的人風險特別高。如果你擔心這種情況發生，處理辣椒時，請戴上手套。處理完辣椒後，不要用手觸碰眼睛，因為會刺痛眼睛。辣椒是一種很強烈的刺激劑，若大量食用恐造成腸胃痙攣，所以最重要的是使用適當的劑量。對這種藥草來說，少量服用就能產生很好的效果。

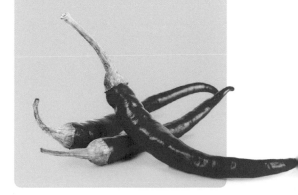

感冒膠囊

這款製作簡便但功效強大的感冒膠囊，是我用來預防感冒或使感冒加速康復的配方之一。只要半小時左右的時間，你就能做出一大批的感冒膠囊，陪伴你度過感冒盛行的寒冷季節。大部分的藥草店、天然食品店或部分藥局，都有販售明膠或植物膠囊。

◆ 1 份粉狀的紫錐菊根部
◆ 1 份北美黃連粉（有機栽種）
◆ ½ 份粉狀的藥蜀葵根部
◆ ¼–½ 份的粉狀辣椒
◆ 尺寸為「00」號的明膠（gelatin）或植物膠囊

製作方式：

取小碗倒入所有粉末，混勻。將粉末舀入膠囊的上、下殼，壓實，再將兩者密合在一起。填裝 50–75 顆膠囊，只需要幾分鐘的時間，但這個量對於大多數家庭來說足以度過一個冬天。填裝好的膠囊請存放於可密封的玻璃罐中。

使用方式：

剛出現疑似感冒或流感的初期症狀時，請每二到三小時服用 2 顆膠囊，直到症狀緩解，但一天最多只能吃 9 顆。這是高劑量的服藥方式，只能連續服用二到三天，一旦超過這個天數，就應該降低劑量，改以每天三次，每次 2 顆的方式服用膠囊（此為一般成年人藥草膠囊的服用劑量；欲進一步了解相關劑量，請參見第 46–47 頁）。

膠囊填充機

如果你打算做大量的膠囊，可購買一台小巧的「Capsule Machine」，這款由 Capsule Connection 公司製造的「膠囊填充機」（價格約 15 美元），可縮減你的工作量，是個很不錯的投資。許多藥草店和網路商店都有販售。

暖腳好物

　　辣椒不僅是治療血液循環不佳者的有效藥草，也是溫暖冰冷手、腳的常用暖身藥草。在鞋子裡撒上少量的辣椒粉（不要超過 1/8 茶匙），可使腳趾溫暖起來。如果你覺得單撒辣椒粉太辣或太過刺激，可先將它與等量的乾薑粉混合，再撒在鞋子裡。

筋骨痠痛辣椒膏

這款藥膏能有效舒緩筋骨痠痛和退化性關節炎。使用它後，請切記，不要用手觸碰眼睛或其他「敏感部位」，且一定要洗淨雙手。

◆ ½ 杯橄欖油或花生油
◆ 1 湯匙粉狀或片狀的辣椒
◆ 1/8 杯蜂蠟
◆ 幾滴冬青精油

製作方式：
按照第 35 頁的說明，使用油和辣椒粉製作藥草油。（因為辣椒粉很難濾出，所以讓辣椒粉沉澱罐底，藉此分離出盡可能澄清的藥草油。）按照第 38 頁的說明，用藥草油和蜂蠟做出藥膏。鍋子離火時，加入足量的冬青精油增添香氣，等尚未固化的藥膏散發出濃郁但不刺鼻的氣味後，即可進行分裝。

使用方式：
用一指挖取適量的軟膏，塗抹在痠痛處即可舒緩痠痛。

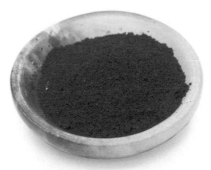

肉桂（Cinnamon/ 學名：*Cinnamomum verum*）

　　肉桂是一種世界各地都很常見的烹調香料，它可以為各種食物增添一股帶有獨特香氣的溫熱滋味，跟早餐麥片、餅乾、咖哩和烤肉等料理都很對味。然而，肉桂也是一種經研究充分驗證、具有強大療效的藥物，只是絕大多數人都沒有意識到這一點。

　　肉桂實際上是樟科速生樹種的樹皮，原生於斯里蘭卡和印度。樹皮是從樹樁上萌發的幼芽中採集的，樹樁每隔幾年就要砍掉一次。樹皮富含揮發油、香豆素（coumarin）、單寧和其他具有藥性的化學成分。

　　中國肉桂（cassia/ 學名：*Cinnamomum cassia*）是肉桂的親緣物種，原生於中國，食用和藥用的方式都和肉桂差不多，兩者可以也經常被交替使用。不過，相較於肉桂，中國肉桂的滋味往往會更溫熱、更強烈，香氣也更濃郁。

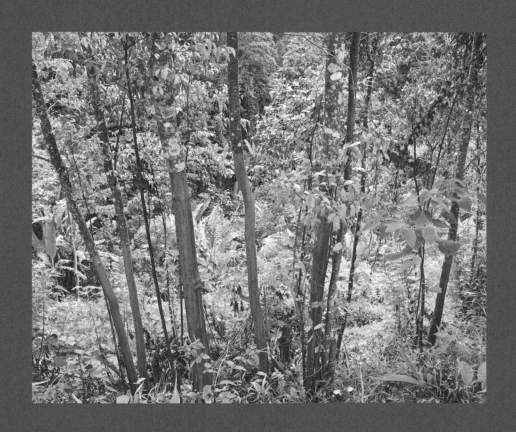

種植方式

原生於熱帶地區的肉桂，喜歡在溫暖、潮溼的環境和沙質土壤。視品種而定，肉桂可以長成一棵大樹或一大株灌木，所以它需要相當大的生長空間。北美的環境通常不太適合肉桂生長，也因此肉桂樹在這裡並不常見。

不過，如果你剛好住在一個特別溫暖、潮溼的地方，又擁有一大片的後院，何不就種株肉桂樹，讓它成為你鄰里間的第一棵肉桂樹呢？

藥用價值

肉桂性溫熱又帶有刺激性，所以多用於提振活力、促進血液循環，以及改善充血狀態等。它是備受推崇的助消化劑，對大吃大喝、脹氣和消化不良所引發的腸胃不適特別有幫助；同時，它也是穩定血糖的最佳藥草之一。

另外，它還是強力抗菌劑，具有抗病毒和抗真菌的功效，常被用來治療病毒感染、黴菌感染，以及感冒和流感等病症。它是溫和的通經藥，對經血不順和經痛很有幫助。

最後，大家也常用肉桂來改善藥方的味道，因為肉桂香甜、溫熱的滋味能使藥更好入口。

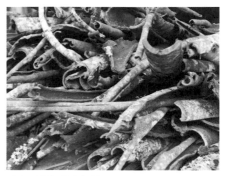

我們所熟知的肉桂棒，實際上是肉桂樹嫩枝的內層樹皮。

使用部位
內層樹皮（製成粉狀、片狀或棒狀）

重要成分
揮發油、單寧、鐵、鎂、黏質
（mucilage）、鋅、香豆素

安全性
雖然大家普遍認為肉桂既安全又無害（你有看過超市裡的調味罐上貼有警告標籤嗎？），但它確實有輕微的通經功效（即會刺激子宮）。因此，這款可能有助月經遲來者催經的藥草，並不建議懷孕初期的孕婦大量食用。（但老實說，目前尚無任何研究報告指出，服用肉桂會導致流產。）

肉桂印度人蔘舒眠飲

在阿育吠陀醫學裡，印度人蔘（ashwagandha，南非醉茄）是用來安眠和恢復活力的滋補品。這款溫熱的飲品，是由肉桂、印度人蔘加入少許蜂蜜所製成，不只美味還很營養，尤其適合難以放鬆或不太容易入睡的人在晚上飲用。

◆ 1 杯牛奶（或杏仁奶、米奶等其他類似飲品）

◆ 1 茶匙粉狀的印度人蔘

◆ 1 茶匙粉狀的肉桂

◆ 1 茶匙蜂蜜（或依據飲用者的口味做調整）

製作方式：

加熱牛奶，然後加入粉末和蜂蜜，攪拌均勻。嚐嚐味道，必要時，可調整一下口味。

使用方式：

倒入杯中，在睡前的幾小時慢慢飲用。

舒緩月經不順肉桂薑汁茶

肉桂和薑都是緩解腹部痙攣和經痛的可靠幫手。在骨盆處敷上溫熱的敷劑或熱水袋，也有助緩解經痛。

◆ 1 茶匙切碎的肉桂樹皮

◆ 1 茶匙切碎的乾薑或現磨成末的生薑

◆ 蜂蜜，依據飲用者的口味添加

製作方式：

將藥草置於杯中，沖入 1 杯沸水。蓋上杯蓋，浸泡 30–45 分鐘。濾除藥草，依個人口味添加蜂蜜。

使用方式：

慢慢啜飲。在疼痛消退前，可視個人需求，持續沖泡和飲用此飲品。

肉桂蜂蜜

我不確定這款蜂蜜的「藥性」到底有多好,但它肯定非常美味。你可以依據個人的口味喜好,去調整肉桂的添加量。

◆ ½ 杯蜂蜜

◆ 1–2 湯匙粉狀的肉桂

製作方式:

慢火加熱蜂蜜,待它可攪拌時,即可拌入肉桂。

使用方式:

在溫水或藥草茶裡拌入一茶匙的肉桂蜂蜜,或把它塗抹在吐司上,甚至你也可以直接舀一匙舔著吃。不管怎麼吃,它都很好吃!

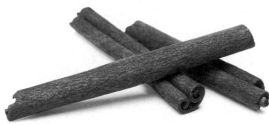

穩定血糖的肉桂酊劑

如果你有血糖過高或過低的問題,請試試這帖美味的藥方。在有搭配健康飲食、大量運動和降低壓力的情況下,肉桂對調節血糖非常有幫助。

◆ 2–4 盎司(約 57–114 公克)切碎的肉桂樹皮

◆ 80 proof 的酒精(白蘭地、伏特加或琴酒)

製作方式:

將肉桂放入寬口玻璃罐內。倒入酒精,淹過肉桂約 5–7.5 公分。浸泡四到六週,每天搖晃一次。在細網眼的不鏽鋼濾網上覆一層棉布,濾除肉桂。丟棄濾除的肉桂,然後將製好的酊劑裝瓶。

使用方式:

每天二次,一次服用 ¼–½ 茶匙,連續五天。接著休息二天,再繼續同樣的循環。按照這樣的規律持續服用數週,或服用到血糖恢復正常。

暖身肉桂浴鹽

用肉桂泡澡？有何不可！肉桂有暖身、化瘀解鬱、抗菌和抗病毒的功效，是治療感冒和鬱血（被動充血）的好幫手。任何海鹽都可以使用，但如果你找得到大顆粒的凱爾特粗鹽（Celtic salt grain），請以它製作，因為它能為泡澡水增添豐富的礦物質。

◆ 3 湯匙粉狀肉桂

◆ 1 湯匙薑粉（非必要）

◆ 1 杯海鹽

製作方式：

把粉狀的藥草拌入海鹽，存放在密封的玻璃罐。

使用方式：

在注滿水的浴缸裡，加入 ¼ 杯的肉桂浴鹽。拌勻後，即可入浴缸浸泡。

相關變化：

玫瑰肉桂小荳蔻浴鹽不見得有什麼療效，但肯定能讓你泡一個健康又愉悅的澡，特別適合在浪漫的夜晚享受。

◆ 3 湯匙粉狀的肉桂

◆ 1 湯匙粉狀的小荳蔻

◆ ¼ 杯玫瑰花瓣

◆ 1 杯凱爾特鹽（未精製的粗粒鹽佳）

◆ 5–10 滴肉桂精油（非必要）

◆ 5–10 滴小荳蔻精油（非必要）

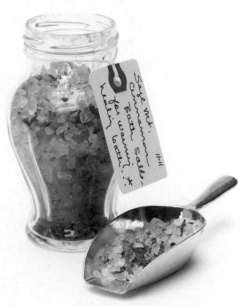

肉桂印度奶茶

印度奶茶，顧名思義就是一款源自印度的香料茶。印度奶茶有非常多種的配方，在這裡與大家分享的是我最喜歡的一種。它可以熱熱喝，當作開啟一天活力的早茶；也可以冰冰喝，當作提振午後精神的下午茶。

◆ 1 份切碎的肉桂樹皮

◆ ½ 份香菜籽

◆ ½ 份切碎的薑

◆ ¼ 份粗粒黑胡椒

◆ ¼ 份打碎的小荳蔻籽（放入香料研磨罐快速輾碎）

◆ 1/8 份原粒丁香（whole cloves）

◆ 大吉嶺茶（或你喜歡的紅茶或綠茶）

◆ 蜂蜜（依據飲用者的口味做調整）

製作方式：

把肉桂、香菜、薑、胡椒粒、小荳蔻和丁香混勻。以每杯水搭配 1 茶匙混料的比例，小火熬煮這些香料 15–25 分鐘。離火之後，加入適量的大吉嶺茶（茶量取決於你熬煮了多少份香料），蓋上鍋蓋，浸泡 5 分鐘。濾除藥草，再以蜂蜜增添甜味。

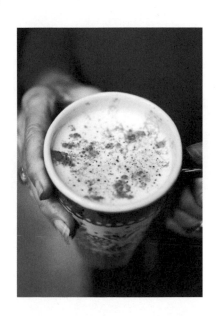

使用方式：

喝就對了！我喜歡搭配奶泡飲用這款茶飲。這樣的滋味不但可媲美最棒的拿鐵，而且還具有更多的健康功效。

大蒜（Garlic／學名：*Allium sativum*）

　　如果我的廚房裡只能有一種藥草，那一定是大蒜。如果說有什麼東西的提味和增進健康的效果更勝於大蒜，我會說目前還沒有發現這種東西。有著「臭玫瑰」稱號的大蒜，在我們的生活中鬧出了許多笑話，也讓不少人的鼻子吃盡了苦頭，但通盤檢視，它大概是世界上最百搭的香草和最偉大的藥草。「萬用」就是我對大蒜做出的註解。

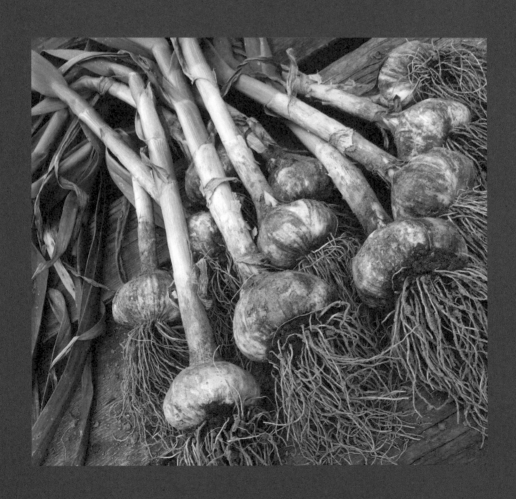

種植方式

種植大蒜的過程既輕鬆又有趣。它適合種植在排水佳、有著良好酸鹼度的肥沃土壤（pH 值 4.5–8.5）裡，而且在陽光充足的條件下生長得最好。種植時，蒜瓣尖端朝上，種入約 5 公分深的土坑，每株植株需相隔約 15 公分的距離。秋季栽種，可在夏末收成；初春栽種，可在晚秋收成。待植株花謝、葉落時，即可收成大蒜的球莖。要增加球莖的大小，可修除植株的花莖，即「蒜薹」（蒜薹本身也可食用，而且很美味）。噢，對了，收成後也別忘了留幾瓣最大、最好的蒜瓣，做為下一次種植的蒜種。

藥用價值

大蒜是治療感冒、流感、喉嚨痛和消化不良、遲緩的最佳藥草。它能夠刺激白血球的生成、增強人體的免疫功能，也能透過內服外用的方式治療多種感染，因為它的含硫化合物和揮發油，能發揮強大的消毒、抗菌和抗微生物功效。甚至還有研究發現，大蒜能有效對抗多重抗藥性菌種。大蒜也是很有名的驅蟲藥，可用於驅除人類或動物的腸道寄生蟲。大蒜亦是治療多種心血管問題的首選藥草，因為它不僅能維持健康的血膽固醇，還能避免血小板凝結。還有研究顯示，大蒜可降血糖，所以它也是治療第二型糖尿病的有效輔助品。除此之外，大蒜本身也十分美味。

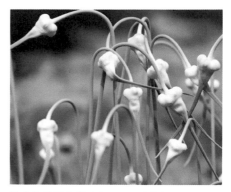

蒜薹的外觀非常討喜，可以為花束增添趣味，也可以為青醬、湯品和熱炒等料理增添風味。

使用部位
球莖和蒜薹。

重要成分
蒜氨酸（alliin，壓碎球莖時，它會轉變為大蒜素〔allicin〕）、揮發油、含硫化合物、鍺、硒、鉀、鎂、磷、維生素 A、B 群、維生素 C

安全性
沒錯，大蒜確實有一些必須注意的地方。雖然大蒜普遍被大家視為一種安全、無毒的藥草，但它不見得適合每一個人。對有些人而言，大蒜可能太「上火」，會引起「火燒心」或腸胃不適的狀況，有時甚至還會挑起他們的怒火（被視為一種「熱」症）。對孩童和嬰兒來說，大蒜可能會對腸胃有刺激作用；哺乳中的媽媽若發現，吃完大蒜後餵奶，孩子總會變得愛吃不吃，或出現腹痛的情況，就應該避免食用大蒜。另外，對某些敏感肌者而言，直接把大蒜塗抹在皮膚上，可能會感到刺激和燒灼。

醃大蒜

這是另一道我最喜愛的「藥用」食譜。我是在一九七〇年代初期，跟一位常造訪我第一家藥草店 Rosemary's Garden 的老人家，學到這套醃大蒜的方法。當時他總會帶著一小罐從中國進口的醃大蒜來，讓我在店裡販售（那個時候來自中國的事物都很新奇）。可是，這些醃大蒜很貴，所以我想自己動手做應該會便宜許多。事實證明，確實如此！

製作方式：

在寬口玻璃瓶裡裝滿去皮的蒜瓣。加入足量的日本醬油（tamari）和 / 或蘋果醋（最好是未高溫滅菌的），徹底淹過大蒜。把玻璃罐放在溫暖的地方（陽光充足的窗邊即可），靜置三到四週。

濾除罐中液體。將一半的液體存放起來，可當作搭配沙拉的醬料和醃漬食物的醃料；另一半的液體則倒入鍋子，並加入等量的蜂蜜。用非常小的火加熱鍋子，期間需不停攪拌，直到鍋中的蜂蜜與醬油或醋徹底融合。把鍋中的醬汁倒入裝有大蒜的玻璃罐，蓋上蓋子，讓它再靜置三到四週。存放在陰涼處，可保存一年以上──但它絕對不會放到那麼久，因為它太好吃了！

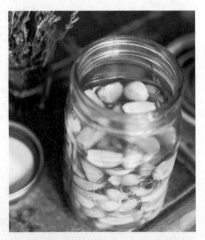

醃大蒜是一道完整保留了新鮮大蒜所有藥效成分的美味小菜。

使用方式：

隨意享用！醃大蒜非常爽口，滋味香甜又帶點嗆辣。這是生食大蒜的好方法，不僅能吃進它完整的營養，還不用擔心生食大蒜有時會引起的腸胃不適問題。

沒有大蒜，生活會相當無趣。

四賊醋

這款名醋的配方有許多種版本,以下是我調製這款醋的配方。

◆ 4 瓣大蒜,切細末

◆ ½ 杯薰衣草花

◆ ½ 杯迷迭香葉

◆ ½ 杯普通鼠尾草葉,剁碎

◆ ¼ 杯百里香葉

◆ 1 茶匙粉狀的丁香

◆ 蘋果醋(最好是未高溫滅菌的)

製作方式:

將大蒜和藥草放入容量一夸脫的寬口玻璃罐裡,然後注入足以淹過它們的溫熱蘋果醋。(溫熱的醋液能促進藥草釋放它們的藥效成分。)把玻璃罐放在溫暖的地方(陽光充足的窗邊即可),靜置三到四週。濾除藥草,然後將液體倒入可密封的玻璃罐。存放在陰涼處,可保存一年以上。

使用方式:

根據古文獻記載,四賊醋(Four Thieves Vinegar)可抵禦女巫的詛咒、驅除瘟疫,賦予使用者強大的耐力和保護力——基本上,今日它的使用方式和功效還是跟以前一樣,只是隨著時代的變遷,眾人表述它的方式也略有變化。你可以用它來預防疾病,以每 3–4 小時 1–2 湯匙的方式服用;也可以用它來調味,隨意添加在各式料理中。

生食 vs. 熟食

根據最新的研究指出,煮過的大蒜或許會流失一些效力,但絕大多數的活性成分仍保有活性。因此,請放心地將大蒜加到湯品、燉菜、義大利麵或其他料理中。如果你想要吃進大蒜完整的藥效成分,可以生食,試著把它拌入青醬(食譜請參見第 56 頁)和其他醬料。或是按照第 72 頁的食譜,把它做成美味的醃大蒜。

火焰蘋果醋

這是我最喜歡的藥草醋。它是冬季預防感冒和流感，保持健康的絕佳良藥。除此之外，它還非常好吃！你可以把它當作料理醋，拌入沙拉食用；但要留一些存量，當作驅逐風寒的常備藥。

◆ 1 粒中型洋蔥，切碎

◆ 4–5 瓣大蒜，切碎

◆ 3–4 湯匙現磨成末的薑

◆ 3–4 湯匙現磨成末的辣根

◆ 蘋果醋（最好是未高溫滅菌的）

◆ 蜂蜜

◆ 粉狀的辣椒

製作方式：

將大蒜、薑和辣根放入容量一夸脫的寬口玻璃罐裡，然後注入溫熱、足以淹過它們的蘋果醋。（溫熱的醋液能促進藥草釋放它們的藥效成分。）把玻璃罐放在溫暖的地方（陽光充足的窗邊即可），靜置三到四週。濾除並丟棄藥草，然後加入蜂蜜和辣椒粉調整風味。調整風味是製作這款醋的重頭戲：最後的成品應該呈現爽口、嗆辣又甘甜的滋味。

使用方式：

剛出現感冒症狀時，以每 3–4 小時 1–2 湯匙的方式服用，服用至症狀消退。

滿嘴蒜味？

　　如果你不想讓大蒜在你嘴裡留下難聞的氣味，可以在食用大蒜時，搭配幾枝巴西里。或者是，在吃完大蒜滿滿的餐點或草藥後，嚼一嚼大茴香籽（anise）、茴香籽（fennel）或蒔蘿籽。飯後喝半杯加了一小滴胡椒薄荷油的溫水，不僅能清新口腔、幫助消化，還可以驅除口中濃郁的大蒜氣味。不過，要解決大蒜氣味的最好方法，就是讓別人也跟你一起吃大蒜！

大蒜香草油

這款油不但美味，還極具療癒力，是另一種吃進大蒜「藥效」的方法。把大蒜和油混在一起食用，可降低它對腸胃敏感者的刺激性。

◆ 數瓣大蒜，切碎

◆ 迷迭香、百里香和奧勒岡的葉子（或自選一款綜合香草）

◆ 橄欖油

製作方式：

準備一把小鍋，放入大蒜和數茶匙香草。混勻後，倒入足量的橄欖油，淹過它們約 2.5–5 公分。開非常小的火，加熱 30 分鐘，或是加熱至油嚐起來有濃郁的香草味。如果你想要，可以把大蒜和香草濾掉，但我不會這麼做，因為我喜歡它們為藥草油帶來的顆粒口感和香醇風味。做好的油請倒入可密封的玻璃罐。放在陰涼處，可保存數週；放在冰箱冷藏，則可保存數月。

使用方式：

大蒜香草油的使用方式相當多元：可以抹在麵包或餅乾上，可以加在湯裡，也可以撒在義大利麵或米飯上。請記住，食物就是最好的良藥。我們能在日常飲食中融入愈多藥草，我們就會愈健康。

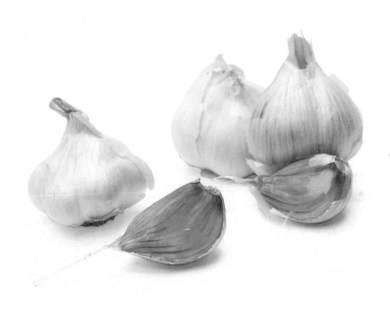

蒜薹油

蒜薹是帶有花苞的大蒜花莖,大家常會把外觀討喜的蒜薹丟掉,不曉得它其實很適合入菜,也具備藥性。事實上,大蒜的花莖和花苞所具備藥效,跟大蒜的球莖差不多,只是強度稍微弱了一些。如果你覺得大蒜的球莖不太好消化,或是氣味太過濃烈,可以試試蒜薹。(只使用蒜薹的頂部,因為蒜薹底部的花莖可能會很柴。)用蒜薹炒菜,不僅可以賦予菜餚可口的蒜香,還可以為菜餚配色。不過正如我在此所分享的,把蒜薹做成青醬或是浸泡在橄欖油裡,是我們最能細細品嚐它的方式。

製作方式:

把切碎的蒜薹放入玻璃罐,並注入橄欖油。放在溫暖的地方二到三週,然後移至陰涼處存放。放在陰涼處可保存數週,放在冰箱冷藏則可保存數月。請不要撈除油中的蒜薹,它們十分鮮嫩美味。

使用方式:

這款油品的使用方式跟大蒜香草油一樣(食譜請參見第 75 頁),但它的風味比較清淡。抹在吐司上,當作米飯或義大利麵的醬汁,或加在湯裡 —— 怎麼搭配都可以,就是不要浪費了這些蒜薹!

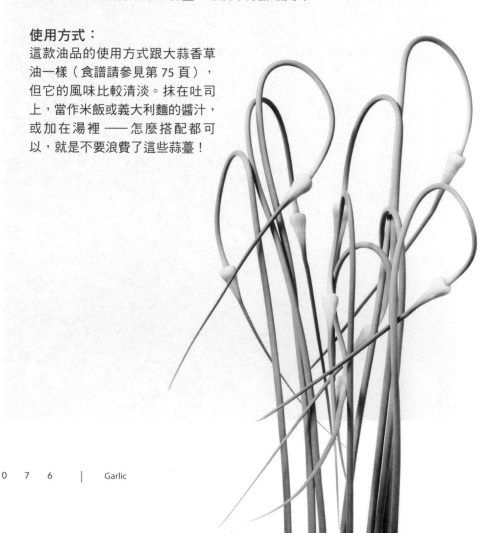

大蒜耳油

這是我常用在我孩子和孫子身上的草藥，就跟很多小孩一樣，他們有時一覺醒來就出現了耳朵感染的狀況。這款草藥是我從外婆那裡學到的，我相信，她一定也是跟她的外婆或奶奶學的。希望我的孫子會記住這款草藥，並將它傳承給他們的兒孫。

對於那些因感冒和呼吸道阻塞，所引發的耳朵感染，大蒜耳油確實是最佳良藥。（但對於那些因耳朵進水，所引發的耳朵感染，它不僅沒有效果，你也不應該用它來治療。）大蒜可以抗感染，溫熱的油則能舒緩耳部不適。當然，如果使用大蒜耳油後，感染情況在 24 小時內沒有好轉，或是變得更嚴重，你就必須去看醫生。請務必盡速就醫，不要放任感染持續惡化，因為它可能會導致鼓膜穿孔，造成永久性聽力損失。

◆ 1–2 瓣大蒜，去皮切片
◆ 2 湯匙橄欖油

製作方式：

把大蒜和橄欖油放入雙層鍋的上層，以非常小的火加熱 10–15 分鐘，或加熱至油散發出濃烈的大蒜味。在不鏽鋼濾網上覆一層棉布，濾除大蒜。請務必濾除所有的大蒜，油裡不可以有一丁點的殘渣。濾淨的油倒入玻璃製的小滴管瓶，放在陰涼的櫥櫃可保存數週，放在冰箱冷藏則可保存數月。

使用方式：

每次使用這款耳油前，都要先將它加熱。直接把整罐滴管瓶泡入熱水，讓它升溫至母乳的溫度即可。請務必確認油是「溫的」，不是燙的。若有疑慮，你可以先滴一滴到自己的耳朵裡，測試一下溫度。

兩耳都要各滴一滴的大蒜耳油，因為耳道是相通的，感染會來回移動，所以一定要同時治療兩耳。可以的話，請在滴完油之後，用一塊溫熱的乾棉布摀住耳朵，和／或輕柔地按摩耳朵周圍。每 30 分鐘或根據所需，重複上述步驟，直到不適消退。

薑（Ginger/ 學名：*Zingiber officinale*）

　　薑是另一個隱身在廚房裡的神奇草藥，不論是在烹飪或藥用方面，它的多用途和受歡迎程度僅次於大蒜。薑的味道很好，所以大家對它的使用意願會比較高。我經常會把薑和味道比較不好的藥草混在一起，使整份藥方更有吸引力。薑已是被大眾高度認可的藥草，能有效改善痙攣、噁心、孕吐和暈車等病症。我有對雙胞胎女兒，她們在青春期的時候發現，薑對緩解她們的經痛相當有效，而且很快就把這個發現分享給身邊的朋友；沒多久，熱蜂蜜薑茶就成了斯伯丁中學（Spalding High）學生最喜愛的一款草藥。

　　雖然我通常能說服我先生嘗試任何事物，但他特別喜歡「辣薑丸」這款草藥（請參見第 82 頁）。他去深海釣魚時，總會熱切地吞下幾粒辣薑丸，緩和暈船症狀。薑也有很棒的暖身和化瘀解鬱功效；有的時候，喝一杯加了蜂蜜和檸檬的熱薑茶，再服用幾顆感冒膠囊，就足以讓免疫系統動起來。

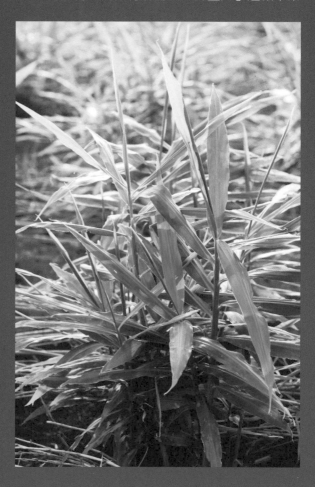

種植方式

薑原產於亞洲，適合生長在炎熱、潮溼的環境，且土壤要溼潤、肥沃。我一年四季都會在自家的日光室種薑，通常是從廚房裡發芽的薑開始種植。不過，到了寒冷、乾燥的冬季，它就會進入休眠狀態。

種植時，請把一小塊已抽出一、兩個芽的薑種到土裡。不要種得太深，否則薑莖會腐爛掉。經常澆水，保持土壤溼潤，給予它充足的陽光，薑就會長得很好。一般來說，大概在八到十個月內就可以收成。

請注意：北美洲也有一種原生的「野薑」（wild ginger），學名加拿大細辛（*Asarum canadense*）。雖然它也具有藥用價值，但它的藥性更強，大量服用可能會中毒。但不能用它代替真正的薑（ginger/*Zingiber officinale*），它們是完全不同的東西，請別將兩者混淆。

藥用價值

薑含有一種已被證實，可降低發炎和有助修復受損關節和軟骨組織的蛋白水解酵素（proteolytic enzyme）；難怪長久以來，眾人都喜歡用它來治療關節炎和關節疼痛等問題。薑能促進骨盆腔的血液循環，通常是男女滋陰補陽的補藥，還有緩解經痛和經前症候群藥方的主要成分。大量研究證實，薑可降低血中的三酸甘油酯，這種物質與糖尿病和心臟疾病密切相關。另外，多項臨床研究發現，在治療噁心、暈車和暈船方面，薑的效果比成藥還好（這是每一位藥草師都知

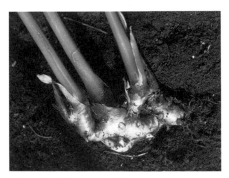

薑的根莖肉質碩大，味道鮮美；既是烹飪的美味食材，也是可用來治療各種常見疾病的優質藥材。

使用部位

根莖

重要成分

揮發油、油樹脂（oleoresin）、薑醇（gingerol，一種刺激性成分，賦予薑辛辣的滋味和刺激作用）

安全性

薑是一種天天都會被數百萬人拿來入菜的家常食材，目前尚無任何已知的副作用。

道的事）。臨床研究也顯示，在平息化療後的噁心感方面，薑的效果與止吐藥物不相上下，而且沒有副作用。薑的抗菌能力亦可有效治療腸胃感染，所以食物中毒的藥方也會用到它。它是廣為大眾接受的暖身、化瘀草藥，常用來治療各種身體失調所導致的「寒性」病症，例如循環不佳、感冒和流感、呼吸道阻塞和喉嚨痛等。不僅如此，它還非常美味！！

鎮痛解熱檸檬薑茶

這款草藥對經痛、感冒、鬱血和發燒等問題都很有幫助。妳可以用罐裝的檸檬汁做這款草藥，但因為裝罐的過程會加熱，檸檬中的很多有益物質都會受到破壞。有時候我會因為趕時間，或是手邊沒有檸檬，使用罐裝檸檬汁，但考量到藥效，新鮮檸檬絕對是首選。

◆ 4–6 湯匙現磨成末的薑
◆ 1–2 顆檸檬
◆ 蜂蜜（依據飲用者的口味做調整）

製作方式：

把薑和一夸脫的水放入鍋子，蓋緊鍋蓋，水煮沸後，就將鍋子離火，讓薑在熱水中浸泡 10–15 分鐘。泡製薑茶的同時，請現擠一、兩顆檸檬的汁液。如果你喜歡，可以將薑茶的薑末濾除，然後再加入檸檬汁和蜂蜜調味，使薑茶的整體風味更上一層樓。

使用方式：

溫溫喝或熱熱喝。

. . . .

相關變化：

就藥用目的來說，喝溫的或熱的鎮痛解熱檸檬薑茶效果最好。但你也可以把這個配方稍作變化，製作美味的夏日汽水。依照上述的方法煮製薑茶，但冷水的量要減至兩杯。薑茶加入檸檬汁和蜂蜜後，即可冷藏備用。要飲用前，加入等量的氣泡水，沁涼的薑汁汽水就大功告成。

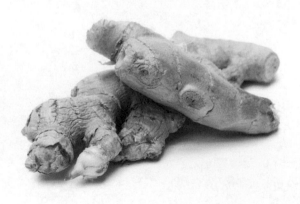

薑末糖漿

幾年前，我熱衷於在家手工製作一切東西，而且比在商店裡買的更健康時，我決定用蜂蜜代替糖來製作薑糖。好吧，結果我失敗了，因為蜂蜜無法像糖那樣固化，但我卻因此製作出一款超級可口的薑末藥用糖漿，自此之後，我就一直有在做這款糖漿。這款非常美味的糖漿不只是良藥（有助緩解暈車、腸胃不適、感冒、咳嗽和大吃大喝引起的各種病症），也可以作為搭配吐司的香甜抹醬。

製作方式：

將一大塊新鮮的薑去皮、磨碎，然後放入鍋子，加入剛好足以淹過薑末的蜂蜜。小火燉煮 10–15 分鐘，煮到薑末軟化、變得有點糊，且蜂蜜嚐起來帶有濃郁的薑味。如果你有心挑戰，可以試著濾除蜂蜜裡的薑末，但通常你會把一切都搞得亂七八糟，因為蜂蜜很難過濾。我自己是會把薑末留在糖漿裡，因為它已經煮軟了，可以為成品增添口感和風味。做好的薑末糖漿請倒入玻璃罐，放冰箱冷藏，可保存數週。

使用方式：

在感冒、腹部痙攣或經期不適時，根據需要服用 1 湯匙，或者把它製成熱薑茶飲用，比例是一杯熱水加 2–3 湯匙薑末糖漿。

相關變化：

有時候，我也會在這款糖漿裡加一些增稠劑，做成濃稠的薑末果醬。趁糖漿還溫熱的時候，將它倒入攪拌機，以每杯糖漿加 1–2 湯匙的葛根粉或玉米澱粉（增稠劑），就可以把它變成美味的薑末果醬。

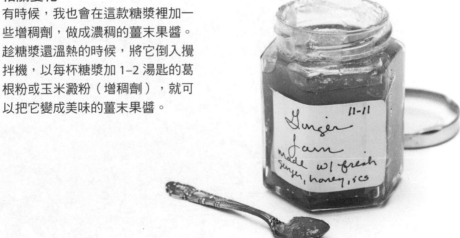

辣薑丸（即「薑丸」）

◆ 2 湯匙薑粉

◆ 1–2 湯匙角豆粉或無糖可可粉

◆ 1 湯匙粉狀的肉桂

◆ 蜂蜜

製作方式：

把薑粉、角豆粉或可可粉、肉桂粉放入碗裡，混和均勻，然後拌入足量的蜂蜜，加入 ½ 茶匙的水，將碗中的混料揉捏花幾分鐘成麵團般的光滑團塊。（無法成團的話，可以再多加些薑粉、角豆粉或可可粉，幫助成團。）

把團塊分成小塊，搓成豌豆大小的球狀，風乾它們，或放到食物乾燥機裡烘乾，即可裝填至可密封的玻璃罐保存。存放在陰涼處可保存三到四週，存放在冰箱則可保存更長的時間。

使用方式：

反胃時，視需求服用 2–3 粒。若要防範暈車或暈船，請在搭乘交通工具的一小時前，服用 2–3 粒，它們才有時間發揮功效，之後再視情況服用。

熱薑敷劑

這是老一輩緩解經痛和腹部緊繃的方法。

製作方式：

煮滾一壺水。把 ½ 杯的現磨薑末或 4–6 湯匙的薑粉，與足量的沸水混成濃稠的糊狀，即是熱薑敷劑。準備一塊棉布，浸泡過沸水後，把熱薑敷劑放在熱棉布上，包起來。稍微放涼一下，以免燙傷皮膚。

使用方式：

將熱薑敷劑敷在骨盆處或腹部，在上頭放一個熱水袋，以保持敷劑的熱度。敷 15–20 分鐘，或是敷到疼痛消退為止。搭配熱的「鎮痛解熱檸檬薑茶」（請參見第 80 頁），可將這款敷劑的功效發揮到極致。

迷迭香（Rosemary/ 學名：*Rosmarinus officinalis*）

　　我必須承認，我確實特別鍾愛這款藥草，因為迷迭香的英文名字和我同名。我的名字蘿絲瑪莉（Rosemary）是由我奶奶和外婆的名字組成——我的奶奶叫蘿絲·卡爾（Rose Karr），外婆叫瑪莉·埃吉卡諾夫（Mary Egitkanoff）——而這個名字似乎就這麼一路伴著我成長，或者是說，我就這麼一路跟著它長大。無論如何，我確實是在我外婆瑪莉的悉心引領下，跟隨著她的腳步，一路走進了藥草的世界。

　　迷迭香原生於地中海，在南歐隨處可見，但世界各地都有人在栽種它。它的屬名 Rosmarinus 有「海之露水」的意思，就是指這種植物的自然棲地位在溫暖且陽光充足的濱海山丘上。

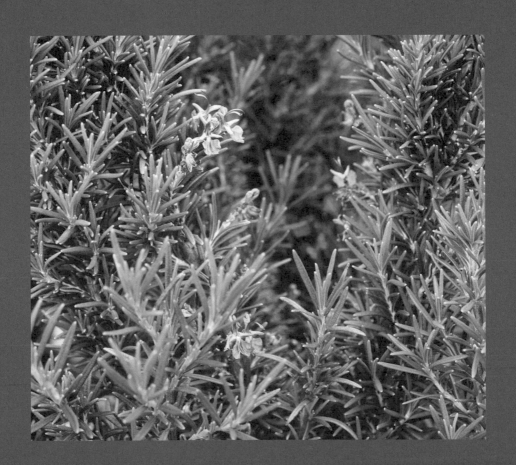

種植方式

我的童年是在有著一大片迷迭香的加州農場長大，那是個陽光普照又溫暖的地方。移居佛蒙特州後，我就成了迷迭香殺手。迷迭香無法在天寒地凍的環境生長，所以在這裡，一年中有大半的時間都必須把它帶到室內避寒。它討厭乾熱（很多居住在新英格蘭地區的人，都會燒木頭取暖），不喜歡腳溼答答的（不要過度澆水）但也不喜歡乾巴巴的（不要太少澆水），需要充足的陽光（在屋內必須把它放在日照最豐沛的窗邊），還喜歡微風吹拂（請一直開著電扇，否則它會出現白粉病）。只要顧到了上述條件，它真的「很好種」！

不過，我可是在殺死了十幾株的迷迭香後，才終於找到讓迷迭香健康成長的方法。我從中學到的經驗是：迷迭香最適合用扦插或壓條的方式種

使用部位
葉子和揮發油

重要成分
類黃酮、迷迭香酸（rosmarinic acid）、揮發油、單寧、樹脂（resin）、苦味物質（bitters）、樟腦（camphor）、β-胡蘿蔔素、維生素C、鈣、鐵、鎂、三萜類（triterpenes）

安全性
根據記載，迷迭香已有很長的應用歷史，而且沒什麼文獻提到它有毒性或副作用。

植。它喜愛土壤肥沃和陽光充足的環境，但還是可以忍受些許陰暗。要給足水分，讓土壤不會在下一次澆水前完全變乾，但也不要過度澆水。要讓迷迭香充分地快樂長大，可以每週用稀釋的海草噴霧噴灑葉片。種在室外的迷迭香可以生長很久（它在耐寒區號 7 到 10 的地區長得很好），所以請在花園裡規劃一塊足以讓它茁壯成長的空間。它可以稍微忍受寒冷的天氣，但一般來說，只要氣溫低於華氏40 度（約攝氏 4.4 度），你就需要為它蓋布或移入室內禦寒；不過，也是有少數比較堅韌的植株，能夠承受低於這個溫度的天氣。時時修剪迷迭香的枯枝，秋末要將它們移到室內過冬前，我們常會修掉大量的迷迭香枝條（去掉頂部的三分之一）。

藥用價值

迷迭香是不可思議的健腦益智聖品，能提升專注力和記憶力。它可以增進大腦細胞的氧氣吸收率，是一種溫和的提神興奮劑。長久以來，它舒緩頭痛和偏頭痛，以及緩解輕、中度憂鬱的能力亦備受眾人矚目。不僅如此，它也是有名的血液循環刺激劑，對心血管系統、循環不佳和低血壓等方面的問題很有幫助。

研究顯示，迷迭香含有大量的迷迭香鹼（rosmaricine，具溫和的止痛功效）和抗氧化劑，在兩者共同作用下，可有效治療關節炎和關節受損等的發炎問題。它也是極佳的助消化物質，不論是新鮮或乾燥的迷迭香，都具備促進脂肪和澱粉消化的功效。

迷迭香檸檬百里香茶

這是一款美味爽口的溫和提神茶飲。檸檬百里香（lemon thyme）是最適合拿來泡茶的百里香，當然，如果你沒有這種百里香，用其他品種的百里香也無妨。或是，你可以試著自己種一些檸檬百里香！

製作方式：

按照第 29 頁的步驟，沖泡迷迭香和檸檬百里香。若你喜歡，還可以加一茶匙的檸檬汁和少許蜂蜜提味。

使用方式：

想喝就喝。

健腦益智酊劑

在我所有的酊劑配方中，這款酊劑的名氣最大。我的許多學生都告訴我，他們開始服用這款酊劑後，三到四週內就看到自己的記憶有所改善。

◆ 1 份銀杏葉
◆ 1 份雷公根（gotu kola，積雪草）葉
◆ ½ 份迷迭香葉
◆ ¼ 份胡椒薄荷葉
◆ 白蘭地

製作方式：

按照第 40 頁的步驟，把藥草和白蘭地做成酊劑。

使用方式：

一天三次，每次 ½–1 茶匙，連續服用三到四週。效果可能不明顯，但通常在服用二到三週後，服用者就會注意到他們比較容易想起別人的名字，記起自己把待辦事項的清單放在哪裡，甚至是想得起清單上寫了哪些內容。

小叮嚀：對有大量出血風險的人來說，銀杏是大忌。也就是說，月經來潮和／或受傷的人，不宜食用銀杏。另外，手術前、後兩週，也應該避免食用銀杏。

普通鼠尾草（Sage/ 學名：*Salvia officinalis*）

有句古諺這麼說：「花園裡長滿了迷迭香，表示這個家是女人說了算；長滿了普通鼠尾草，則表示是男人說了算。」或許，這句話真有幾分可信之處，因為我家的迷迭香長得很好，但普通鼠尾草似乎都沒什麼生氣。哎呀，愛我的男人辛苦了！

普通鼠尾草是另一個在藥草界和料理界都享有盛名的植物。多年來，我一直利用普通鼠尾草調製各種家庭草藥，我有名的「喉嚨痛漱口水」就是其中一例。除此之外，我用來幫助更年期婦女熱潮紅、男性盜汗，或準備給幼兒斷奶的哺乳期母親的各式草藥，也全部都有以它入藥。普通鼠尾草是一種安全、好應用又唾手可得的藥草，絕大多數人的花園或櫥櫃裡都找得到它。可惜的是，大部分的人都只有在年末吃大餐的時候，才會把它拿來當作填塞火雞的香料，完全忽略了它是一種多麼有用的草藥。

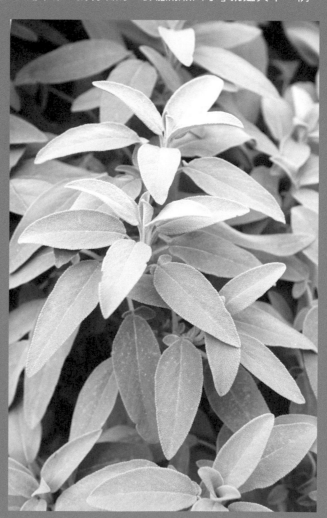

種植方式

　　全世界的鼠尾草屬（salvia）植物超過七百五十種，雖然許多品種都具有藥用價值，但我們在這裡討論的是學名為 *Salvia officinalis* 的「普通鼠尾草」（common sage），又稱「庭園鼠尾草」（garden sage）。庭園鼠尾草適合生長在耐寒區號 4 到 8 的地區，只要生長條件合適，鼠尾草是一種容易生長的多年生植物。它喜歡陽光充足、溫暖至炎熱的環境，還有排水良好的土壤。它無法在潮溼或溼氣重的土壤裡好好生長，溼冷的氣候也會讓它立刻失去活力。從種子開始種植普通鼠尾草是一件很困難的事，所以你最好是向苗圃購買種苗，或是扦插繁殖。老的植株會變得粗壯和木質化，因此要在早春新梢開始生長之前剪掉老的植株。

藥用價值

　　普通鼠尾草是幫助消化富含脂肪肉類的神隊友。它也有助降低膽固醇，是帶有苦澀味的護肝補品。對久病的人來說，普通鼠尾草則是恢復活力和元氣的絕佳藥草。普通鼠尾草茶是一種溫熱又令人神清氣爽的飲品，混入薄荷或迷迭香，還有香蜂草後，就成了一款美味的舒壓茶飲。

　　普通鼠尾草是溫和的荷爾蒙刺激劑，可有效調整月經規律，以及緩解熱潮紅和盜汗。普通鼠尾草也有益男性，可改善早洩或「夢遺」等問題。它也是治療白帶異常（陰道感染所致）的良藥。普通鼠尾草的部分作用在於「乾燥」和調節人體的體液。它有助減少排汗量，是止汗劑中的常見成分。它是一種非常有效的「退奶」古法；事實上，哺乳期的媽媽都會被叮囑，不要大量食用或飲用它。現在還有人會利用普通鼠尾草減輕巴金森氏症患者過度分泌唾液的症狀。

　　普通鼠尾草是著名的感冒和流感剋星。由於它能對黏膜發揮收斂、殺菌和鬆弛的功效，所以是治療口腔、咽喉和扁桃腺發炎的經典藥草。將它製成噴劑或漱口水，則是咽喉炎、扁桃腺炎和喉嚨痛的最佳草藥；把這類藥劑塗抹在患部，或用它漱漱口，也能有效治療牙齦發炎和口腔潰瘍。

使用部位

葉子

重要成分

樟腦、側柏酮（thujone）、桉葉油醇（cineole）、類黃酮、酚酸類（phenolic acids，包含迷迭香酸）、單寧、苦味物質

安全性

普通鼠尾草會影響哺乳媽媽的泌乳量，如果天天服用（一天喝一杯以上的茶），泌乳量會大幅下降。因此，哺乳的媽媽顯然要避開它，除非她就是想要停止泌乳。雖然普通鼠尾草的側柏酮（據說是苦艾酒的活性成分）含量非常低，但它終究是一種可能對人體有害的物質。出於這個原因，《藥草醫學》（*Medical Herbalism*，暫譯）的作者大衛・霍夫曼（David Hoffman）建議，每帖草藥的普通鼠尾草葉用量不得超過 15 公克。另外，它可能會使某些人消化不良。

喉嚨痛漱口水

這是一款對喉嚨痛非常有效的漱口水。雖然它的味道沒有很好，但它的效果非常好，很容易就會讓人願意持續使用。

◆ 1 湯匙乾燥普通鼠尾草葉
◆ 1 茶匙北美黃連粉（有機栽種）
◆ ½ 杯蘋果醋（最好是未高溫滅菌的）
◆ 1 到 2 湯匙鹽
◆ 少量辣椒粉（非必要）

製作方式：

用 ½ 杯的沸水沖泡乾燥的普通鼠尾草，蓋上杯蓋，靜置 30–45 分鐘，然後濾除普通鼠尾草。加入鹽、北美黃蓮粉和辣椒粉（如果有準備），充分攪拌，讓它們在仍然溫熱的茶湯中均勻溶解。最後，拌入蘋果醋即大功告成。

使用方式：

每 ½–1 小時漱 1–2 茶匙的漱口水，且每次的漱口時間愈長，效果愈好。請不要把漱口水吞下肚，它不見得會對人體造成傷害，但是它的味道肯定不會太好。

普通鼠尾草口腔及喉嚨噴劑

它的味道比漱口水好，對你那些比較不能接受藥草味的朋友來說，他們應該會比較能接受這款普通鼠尾草噴劑的味道，只不過它的功效或許也會比漱口水略遜一籌。如果你想強化這款噴劑的療效，可以用 1–2 湯匙的紫錐菊酊劑取代配方中的白蘭地。

◆ 2–3 湯匙乾燥或新鮮普通鼠尾草葉
◆ ¼ 杯白蘭地或伏特加
◆ 1–2 滴胡椒薄荷精油
◆ 1 湯匙蜂蜜（非必要，取其甜味和鎮靜舒緩之功效）

製作方式：

用 1 杯的沸水沖泡乾燥的普通鼠尾草，蓋上杯蓋，靜置 30 分鐘，然後濾除普通鼠尾草。飲用 ¼ 杯，剩下的 ¾ 杯，與白蘭地或伏特加、胡椒薄荷精油和蜂蜜（如果有準備）混在一起。混勻後，即可裝填至附有噴頭的瓶子使用。

使用方式：

依你的需求，直接噴灑在口腔中。

抗氧化綜合香料

這款綜合香料和任何料理都很搭，舉凡穀類、義大利麵、沙拉、蛋或蔬菜飲等，都可以撒上這款香料增添風味和營養。除了甜點，我幾乎用在所有的料理上。

◆ 紅藻片（dulse flakes）

◆ 乾燥迷迭香葉

◆ 乾燥巴西里葉

◆ 乾燥普通鼠尾草葉

◆ 乾燥百里香葉

◆ 烤過的芝麻籽

製作方式：

以等量的比例混合這些香草，或是依據你個人的口味，調整這些香草的比例。

使用方式：

撒在各種料理上！如果你想在裡頭加點鹽，可以選用凱爾特粗鹽、夏威夷黑鹽或喜馬拉雅粉紅鹽。少量的辣椒粉或粗粒黑胡椒，可以讓這款香料的滋味更為活潑；乾燥的蕁麻、西洋蒲公英葉和車前草葉，則可讓這款香料的風味呈現出更多元的層次。

普通鼠尾草青醬

這份以普通鼠尾草作為主味的青醬，既健康又充滿療癒力。如果你覺得普通鼠尾草的味道太強烈，可以減少普通鼠尾草的用量。當然，如果你還有其他的新鮮藥草，例如西洋蒲公英葉、繁縷和車前草等，也可以加入它們，提升青醬的整體療癒力。

◆ ½ 杯新鮮香菜葉

◆ ½ 杯新鮮巴西里葉

◆ ¼–½ 杯新鮮普通鼠尾草葉

◆ 2–3 瓣大蒜

◆ ¾–1 杯橄欖油

◆ ¼–½ 杯葵花籽（或核桃、松子等）

◆ ¼ 杯現磨帕瑪森乳酪、佩克里諾乳酪或其他硬質乳酪（非必要）

◆ 現磨黑胡椒，以及鹽或紅藻片

製作方式：

用攪拌機或食物調理機混合新鮮藥草、大蒜和橄欖油，待它們呈現滑順的糊狀時，加入葵花籽、乳酪（如果有準備）以及調味用的鹽和胡椒。

使用方式：

搭配吐司、餅乾、義大利麵、米飯、煎蛋捲或蔬菜享用。

百里香（Thyme/ 學名：*Thymus vulgaris*）

　　很奇怪，雖然這個小巧又香氣濃郁的藥草深受蜜蜂和園藝者的喜愛，也有很悠久的藥用歷史，但卻被當代的許多藥草師所忽視。我認為，它是我們日常中最好的藥草之一。我最喜歡用它調配治療感冒和咳嗽的草藥，常會把它做成美味又有效的咳嗽糖漿。加州大學聖克魯茲分校的教授，保羅・李（Paul Lee）博士，針對百里香做過大量的研究，發現它對胸腺有著極大的強化作用，從而增進免疫系統的機能。爾後，李也因為他所研發的百里香藥膏和「胸腺敲打操」（thymus thump）聲名大噪：他會在胸腺所在位置上方的皮膚，塗抹大量的自製百里香藥膏，然後以泰山搥胸的方式，敲打自己的上胸，刺激位在此處的胸腺。你可能會覺得這樣的舉動聽起來有點古怪，但研究已經證實，這套「胸腺敲打操」確實能夠刺激胸腺的活性。或許，這就跟資深園丁刺激植物生長的方式有著異曲同工之妙——他們會搖晃植株的花盆，或是撥刷植株頂部的枝葉，模擬刺激植物生長的壓力。

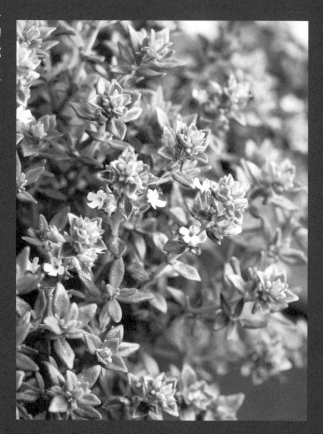

種植方式

百里香是耐寒的多年生植物，在絕大多數的氣候條件下，似乎都能蓬勃生長，但它們比較喜歡鹼性的土壤和排水良好、陽光充足的生長環境。春末時，就可以直接在園裡播種，如果是種在室內，播種的時間可以更早。百里香的品種相當多，有的是直立生長，有的則是匍匐生長。就藥用價值來說，請選種學名為 *Thymus vulgaris* 的「普通百里香」（common thyme）或「庭園百里香」（garden thyme），和／或學名為 *T. citriodorus* 的「檸檬百里香」（lemon thyme，我最喜歡用這種百里香泡茶）。

隨著植株愈長愈大，它的莖稈會木質化，所以在每年的早春，它們即將進入新一波的生長週期前，大量修剪掉它們之前長出的部分枝條，對保持莖稈的柔軟很有幫助。

常常修剪枝條，會讓百里香感到幸福快樂；多多跟我聊聊百里香，則會讓我感到幸福快樂。

藥用價值

百里香是一種強大又有效的消毒劑，可以內服和外用（當作洗劑）來幫助我們對抗感染。它常被當作抗感冒的幫手，也常被當作治療喉嚨痛和口腔感染的漱口水。它還是一款可改善咳嗽和胸部不適的好茶，許多抗黴的草藥也都會以它入藥。近期的一項研究顯示，百里香富含抗氧化物質（大部分植物都如此），且具備強大的滋補功效，支持身體正常運作。另外，它似乎對全身的腺體系統，特別是胸腺這一塊，有著正面的影響。

> 使用部位
> ___
> 葉子和花朵
>
> 重要成分
> ___
> 含有百里酚（thymol）、桉葉油醇或龍腦（borneol）等物質的揮發油、類黃酮、單寧
>
> 安全性
> ___
> 百里香對人體非常安全又無害。

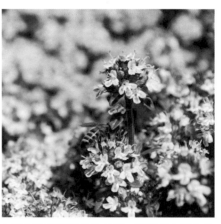

在早春修剪百里香的枝條，可提升它們的花量，而蜜蜂也會為此感到開心！

百里香糖漿

這是我治療咳嗽、感冒和胸部不適時,最喜歡用的其中一款糖漿。我與百里香糖漿的第一次邂逅是在南法,我在當地的小市集買了一罐百里香糖漿,自此之後,我就迷上了它。它不只是個療效極佳的良藥,還可泡製成味道極好的飲品;只要在氣泡水裡加入它,就可讓沒滋沒味的氣泡水,華麗變身為香甜可口的百里香氣泡飲。

◆ 2-4 盎司(約 57-114 公克)百里香的葉和花(最好是新鮮的,但乾燥的也無妨)

◆ 1 夸脫水

◆ 1 杯蜂蜜

製作方式:

把百里香和水放入鍋中,以非常小的火燉煮。鍋中液體小滾後,鍋蓋微開,使鍋中的蒸氣得以溢散。待鍋中液體只剩一半左右,成為約 2 杯的濃烈百里香茶湯後,即可離火,過濾茶湯中的藥草(用過的藥草可當作堆肥)。在溫熱的茶湯中加入蜂蜜,攪拌至蜂蜜完全融化。將做好的糖漿裝入玻璃罐,放入冰箱冷藏,可保存三到四週。

使用方式:

每幾個小時就服用 ½-1 茶匙,直到感冒或咳嗽消退。

相關變化:

若想延長保存時間,可在每杯糖漿裡加入 ¼ 杯的白蘭地。白蘭地不但是很好的防腐劑,還具備抗痙攣的功效,可放鬆喉部肌肉,對治療咳嗽很有幫助。

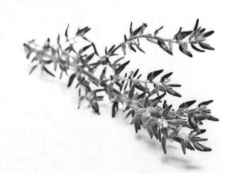

百里香蜂蜜

這款百里香蜂蜜治療咳嗽和感冒的效果可能不是最好的，但它很好入口。

製作方式：

將新鮮百里香葉和花放入寬口玻璃瓶至半滿。小心地加熱一批未高溫滅菌過的生蜂蜜，溫熱的蜂蜜有助百里香釋放出更多的藥效成分。千萬不要把蜂蜜加熱過頭或加熱到沸騰，超過華氏 110 度（約攝氏 43 度）蜂蜜裡的酵素就會失去活性，使蜂蜜的藥效大打折扣。在罐裡加入足以淹過藥草的蜂蜜，然後把玻璃罐放到溫暖的地方（陽光充足的窗邊即可），靜置大約兩週。（你也可以把它放入定溫在華氏 100 度〔約攝氏 37.8 度〕的慢燉鍋裡，恆溫加熱幾個小時，它就能轉變成帶有強大藥效的蜂蜜。）當蜂蜜嚐起來和聞起來都帶有濃郁的百里香滋味時，這款蜂蜜就完成了。你可以跟我一樣，就讓那些細小的百里香葉持續浸泡在蜂蜜中。當然，如果你想讓成品看起來更專業，也可以設法濾除它們，但可能會把一切搞得亂七八糟！裝罐後的百里香蜂蜜，存放在陰涼的櫥櫃裡或冰箱中，可保存數月之久。

使用方式：

每次服用 1 茶匙。你可以單獨品嚐這款美味的百里香蜂蜜，也可以把它加到茶裡，讓它增添茶飲的甜味和藥用功效。

相關變化：

若想讓它的味道更具層次，可在每杯的百里香蜂蜜加入 4–6 滴的純淨檸檬精油。非常好喝！

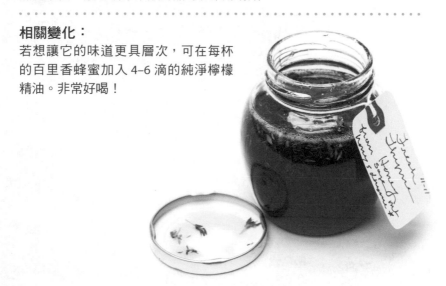

薑黃（Turmeric/ 學名：*Curcuma longa*）

　　薑黃是薑的近親，源自印度和南亞，它鮮黃的色彩和辛辣的滋味是經典印度和亞洲料理的一大特色。儘管在這些盛產薑黃的地區，早已把薑黃視為草藥很長一段時間，但直到今日，它強大的療癒力仍被世界各地的其他地區所忽視。這實在是太可惜了，因為薑黃是我們日常生活中，最富含抗氧化劑，且最有助對抗發炎和提升免疫力的藥草之一。

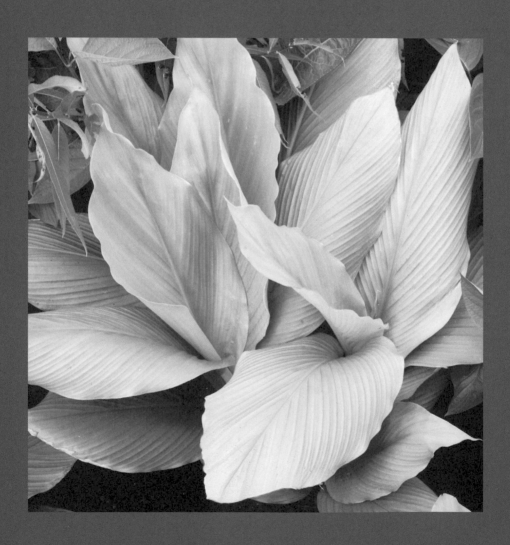

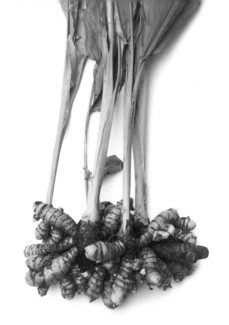

種植方式

薑黃適合生長在溫暖、潮溼的熱帶氣候。它可以盆栽，但花盆一定要夠大，因為它會長到約 90-150 公分高。把薑黃的根莖淺淺地種入肥沃的土壤，並使它的生長環境保持在溼潤、溫暖和陽光充足的狀態。薑黃會開出非常漂亮的鮮紅花朵，能為你的庭園增添一抹豔麗色彩。

藥用價值

阿育吠陀醫學和傳統中醫一直把薑黃當作一種藥材，用於治療黃疸和其他肝、膽方面的疾病；它辛辣、乾燥又溫熱的特性，也常用於治療感冒和咳嗽。長久以來，薑黃備受矚目的特性還有其強大的抗發炎能力，現代研究已經證實，薑黃可藉由提高人體的皮質醇受體（cortisol receptor）敏感度，有效治療關節炎、骨關節炎（osteoarthritis）和絕大多數的發炎性病症。甚至，最近還有數項研究指出，薑黃的抗發炎效果比臨床常用的抗發炎藥物「氫羥腎上腺皮質素」（hydrocortisone）還強大，而且不會產生任何有害人體的副作用。

薑黃所含的其中一項重要成分薑黃素（curcumin），是種有效的抗菌劑，還具備優於維生素 E 的抗氧化力。研究也證實，薑黃素擁有強大的抗癌能力，可對抗多種癌症，例如乳癌、大腸癌、攝護腺癌和皮膚癌等。二〇〇九年，《英國癌症期刊》（British

薑黃是薑的近親，兩者的藥用價值有許多相同之處，但薑黃還兼具強大的抗發炎和提升免疫力的功效。

使用部位
根莖

重要成分
含有薑烯（zingiberene）和薑黃酮（turmerone）等物質的揮發油、薑黃素、苦味物質、樹脂

安全性
安全無虞，數世紀以來，它一直是廣受大眾歡迎的辛香料。不過，薑黃的屬性非常溫熱和利溼，如果你發現它的屬性會對你的身體造成過於強烈的影響，可以搭配一些保溼的藥草服用它（例如藥蜀葵的根部），或增加飲水量。

Journal of Cancer）發表的一篇研究就表示，薑黃素能在二十四小時內有效殺死食道癌細胞。近日的其他研究則發現，薑黃能有效抑制淋巴癌細胞的生長。另外，一九八〇年代末，中國主導的一項臨床試驗指出，薑黃有助於降低血液中的膽固醇，和具有抗凝血的功效，可預防血栓形成，降低中風的風險。

薑黃最常見的應用是「幫助消化」。薑黃溫熱、辛辣又帶點苦味的藥草，能刺激膽汁分泌，而膽汁有助油脂的消化；薑黃也有助穩定消化系統的菌群，進而抑制酵母菌過度生長。難怪在世界各地，有這麼多料理都會用它入菜。

在許多地方，薑黃一直都被奉為一種可提升免疫力的藥草，但在北美洲，它曾被忽視了很長的一段時間，我想，這或許跟紫錐菊在北美的名氣太大有關。所幸，幾個世紀以來，薑黃在支持免疫系統方面享有盛譽，隨著它的名聲漸漸傳入世界各地，且愈來愈容易取得，在此刻的美國，已有愈來愈多人看見它的好，把它當作一種有益免疫系統運作的藥草。

黃金奶

這是阿育吠陀醫學中的一款療癒飲品，可用來治療關節炎和滑囊炎之類的發炎病症，還有支持免疫系統運作。

◆ ¼ 杯薑黃粉
◆ 牛奶（或杏仁奶和椰奶等其他類似飲品）
◆ 杏仁油
◆ 蜂蜜（非必要）

製作方式：
把薑黃和 ½ 杯水倒入鍋中，混勻後，上爐火加熱。水滾時，轉小火，繼續燉煮一段時間，直到鍋中的薑黃液體變成濃稠的糊狀，即可離火。放涼後，舀入玻璃罐，冷藏保存。

使用方式：
服用前，將 ½–1 茶匙薑黃糊、1 茶匙杏仁油和 1 杯牛奶放入攪拌機。如果想有點甜味，可添加蜂蜜。把所有材料攪打均勻成有著綿密奶泡的黃金奶。

相關變化：
你可以以這個配方為基礎，添加其他的藥草，和薑黃一起燉煮。傳統添加藥草包括適應原滋補藥草，例如印度人蔘、黃耆（astragalus）、肉桂和薑等。

黃金薑黃抗菌、抗黴外用膏

這款外用膏可有效治療多種皮膚感染，就連香港腳和癬這類由真菌造成的皮膚病也能治癒。值得一提的是，許多能有效抗真菌的藥草，色彩都非常繽紛，而且它們的顏色都會沾染到皮膚上。難道這些色素含有某種抗菌／抗真菌的特殊作用？無論如何，這款薑黃外用膏確實有效，但在使用它之前，請先做好皮膚會被染上一層鮮豔色彩的心理準備。這種染色大概會持續幾天，之後就會漸漸消散。

◆ 1 湯匙北美黃連粉（有機栽種）

◆ 1 湯匙薑黃粉

◆ 外用酒精或薑黃酊劑

◆ 6–8 滴茶樹和／或尤加利精油

製作方式：

把所有的藥草放入碗中，與足量的外用酒精混成糊狀後，加入精油。存放在密封罐中，此藥膏可保存數週。

使用方式：

以每天一到兩次的頻率，將藥膏直接塗抹在受感染的皮膚上，直到感染徹底消失。癬、香港腳和其他小感染，大概會在一到兩週內見效，但像灰指甲這類比較頑強的黴菌感染，可能就需要比較長的治療時間，也可能需要用到其他的草藥療方。

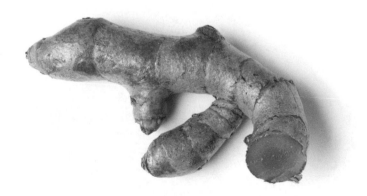

藥用咖哩調料

我喜歡食藥合一，咖哩粉就是如此。傳統咖哩中使用的藥草，各個都是知名的藥用植物。通常，這些藥草之所以會出現在配方中，不僅僅和它們的風味有關，也與它們的藥性有關。咖哩粉囊括了各種溫熱、利溼和抗菌的藥草，它們除了有幫助消化、對抗細菌感染和穩定血糖的功效，還有助調整腸道菌群活性。由於咖哩屬性溫熱又利溼，所以也可用於治療感冒和胸口不適。這份配方是來自凱西‧凱維爾（Kathi Keville）的分享，她是《圖解藥草百科全書》（*The Illustrated Herb Encyclopedia*，暫譯）的作者。

- ◆ 1 盎司（約 28 公克）香菜籽
- ◆ 1 盎司（約 28 公克）孜然籽
- ◆ 1 盎司（約 28 公克）薑黃
- ◆ ½ 盎司（約 14 公克）黑芥末籽
- ◆ ½ 盎司（約 14 公克）辣椒
- ◆ ½ 盎司（約 14 公克）茴香籽
- ◆ ½ 盎司（約 14 公克）薑

小叮嚀： 由完整的乾燥藥草現磨而成的辛香料是最好的，但為了方便和省事，也可以用現成的藥草粉來調製。不過，說實在的，如果你想做出成效極佳的調料，現磨現用的藥草肯定是首選。

製作方式：

如果使用的是完整藥草，先磨成粉，與少量的油（每 2–3 茶匙配 ¼ 杯油）一起放入鍋中混勻，以非常小的火加熱幾分鐘，直到藥草飄散出香氣。你可以立刻用此款調料入菜，也可以再加入足量的椰奶或水，把它調成糊狀。裝罐後，此款調料可冷藏保存數週。

使用方式：

治療感冒或呼吸道問題時，可把 1 茶匙調料加入 1 杯味噌湯飲用。治療消化不良或腸胃不適時，可依個人需求把 1 湯匙調料拌入食物服用。咖哩跟米飯、蔬菜都很對味，甚至可以把它跟油、醋混合，做成其他料理的佐醬。當然，你也可加入各式傳統咖哩料理中。

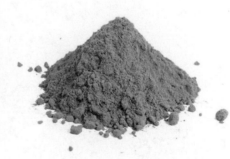

其他好用的廚房香草和辛香料

此處列出的十種常見廚房香草和辛香料,其重要性不見得不如前面介紹的那九種,但它們的使用可能沒有那麼多樣化或使用頻率不高。

芝麻葉(arugula)。芝麻葉被視為一種性興奮劑和生殖滋補藥草,含有豐富的鐵、鈣、鎂和微量礦物質。它帶有一股近乎苦味的奇特辛辣味,雖然這個滋味不是人人都能立刻接受,但它是一款值得你好好認識的植物。

黑胡椒(black peper)。在中醫,黑胡椒是一種很棒的補藥,它屬性溫熱,有提振活力和振奮精神的功效。常用來治療各種「寒涼性」病症,例如流感、咳嗽、感冒、循環不佳和消化不良等。

小荳蔻(cardamom)。小荳蔻有著濃烈的香氣,與薑和薑黃為同一個家族,可以提振心神、激起感官。在阿育吠陀醫學,它被視為最安全且最優秀的助消化藥草。

丁香(clove)。長久以來,丁香都用於緩解牙疼和口腔感染這類的疼痛。它的揮發油含有大量的乙醯丁香油酚(acetyleugenol),是強效的抗菌劑和抗痙攣作用。丁香也具有抗真菌功效,常會出現在治療黴菌感染的藥方中。

蒔蘿(dill)。蒔蘿擁有強大的抗痙攣功效,是改善腸胃不適、腹脹和打嗝有效且著名的良藥。過去,它也很常被當作舒緩嬰兒腸絞痛的藥草。

辣根(horseradish)。我最喜歡用辣根治療鼻塞和感冒,它的效果超好!辣根富含各種礦物質(例如矽)和維生素(例如維生素C),又是屬性溫熱的抗菌劑,是治療氣喘、黏膜炎(catarrh)、肺部感染和其他鬱血性病症的上選草藥。

馬鬱蘭(marjoram)/奧勒岡(oregano)。馬鬱蘭和奧勒岡都有放鬆情緒的功效,可緩解因緊張和焦慮所引發的神經質、煩躁和失眠。它們也都具備強大的抗菌力和消毒力,是對付細菌性和病毒性感染的良藥。

薄荷(mint)。絕大多數的薄荷都富含揮發油、維生素C、β-胡蘿蔔素和葉綠素(chlorophyll)。它們通常都具備優秀的抗痙攣功效,對預防痙攣和抽筋很有幫助。

巴西里(parsley)。巴西里含有豐富的鐵、β-胡蘿蔔素、葉綠素,以及各種維生素和礦物質,常用於治療缺鐵、貧血和疲倦等病症。除此之外,它還是很安全又有效的利尿劑,是治療膀胱和腎臟問題的重要藥草。在斷奶過程中,內服可幫助媽媽「退奶」,外敷則可有效改善她們胸部腫脹和/或乳腺炎的問題。(當然,如果哺乳的媽媽還沒有要減少泌乳量的需求,就應該避免大量食用巴西里。)

Chapter 4

二十四種安全有效藥草的小檔案、栽植和使用方式

　　你走進藥草鋪或天然食品店的藥草區時，曾對那些一罐罐五顏六色的藥草感到好奇嗎？好奇它們會用在哪些地方？又是來自何方？草藥有著某種迷人的吸引力，甚至帶有一抹神祕而神奇的色彩，常會讓我們不自禁地想要多了解它們一些……但該從哪裡開始了解起呢？

　　學習草藥的最好方式，莫過於打造一座專屬於你的小藥庫。食物儲藏室的某區層架、廚房裡的某個壁櫃、家中的某間空房，或地下室的某個角落，都可以成為你打造小藥庫的空間。用你親手製作的各種草藥填滿這個空間，而且這些草藥最好都是由你親手栽種的植物製成，這樣就能夠觀察到它們在四季中的變化。此刻，你已經做好了在日常實踐家庭藥草醫學的準備。如果你覺得自己還是不太敢跨出這一步，請記住，「實踐」（practice）也是「練習」，而這正是你要做的事：練習如何運用藥草來增進健康福祉，擁有更活力充沛和容光煥發的人生。

　　本章介紹的每一種藥用植物，雖然都非常有效且活性高，但也都非常安全、無害，而且幾乎沒有任何副作用，所以你可以放心的使用它們，並在過程中愈來愈了解它們。另外，你還會發現，這些藥草大多生命力旺盛，就算你是住在大城市，只能用盆栽方式種植，或是「放牛吃草」的把它們種在庭園裡，它們都可以長得很好。這些植物是堅韌的鬥士，只要稍加照顧，就能蓬勃生長。那麼，現在我們就一起來認識這些植物吧！

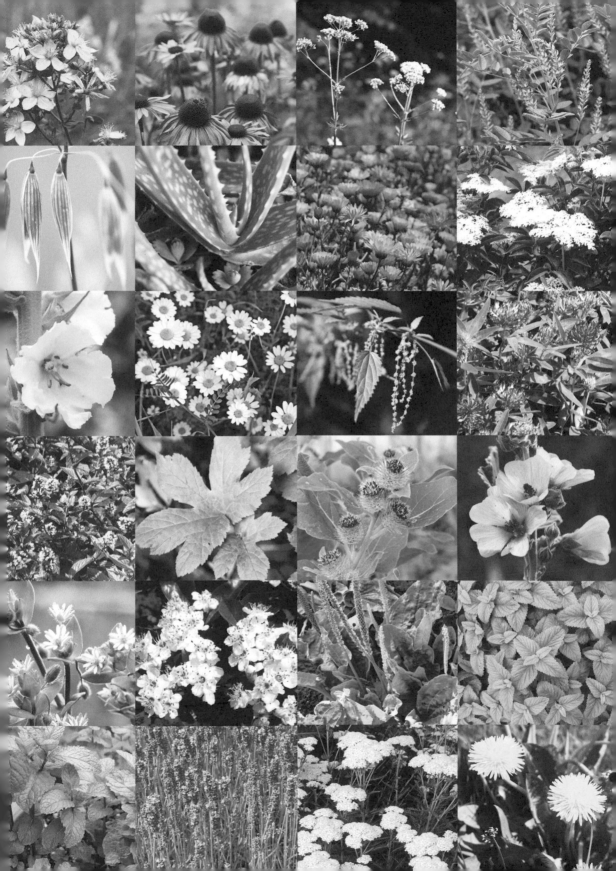

蘆薈（Aloe vera/ 學名：*Aloe barbadensis*）

　　這個源於東非的植物，此刻早已遍布全球，並以它典雅氣派的外觀贏得眾人的喜愛。現在，它不僅是適合擺放在廚房窗台上的盆景，也是廣受眾人歡迎的庭園造景植物。事實上，這些多汁的多肉植物已經受歡迎到，你可以直接在超市或大型商店裡買到它們。只不過我很好奇，這當中有多少人曾好好運用這株植物的神奇療癒力？

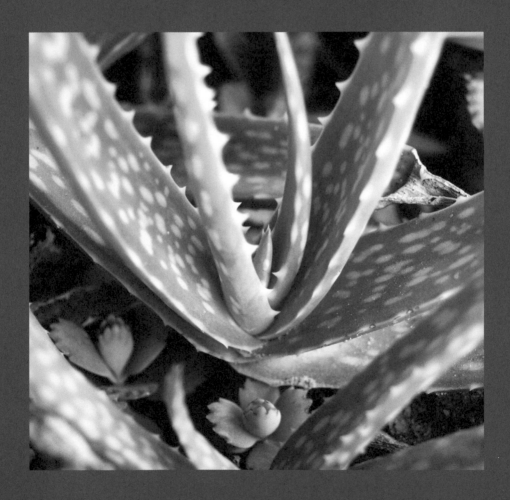

種植方式

　　蘆薈是家家戶戶必備的植栽。它的葉片肥厚多汁，有著鋸齒狀的葉緣，是一種漂亮的盆栽植物；把它放在陽光充足的面南窗邊，就算你沒花太多的心思照顧它，它也可以持續生長多年。雖然蘆薈是源自溫暖、乾燥的地區，非常喜歡陽光，但它十分耐寒，只要做好適當的禦寒措施，它也能在耐寒區號 8 的戶外好好生長。蘆薈除了喜歡陽光普照的環境，也喜歡排水良好的沙質土壤和適度的澆水量，不過它的韌性很強，在許多不太理想的環境下，依舊能生長、茁壯。

　　我曾經在春末，把家中的蘆薈盆栽移到庭園的陰涼角落（以防它們被「曬傷」），卻很對不起它們的就此遺忘。一直到幾個月後，我再次想起它們的時候，它們已經在陰涼角落待了整個夏季，又被無盡雨水大量澆淋，但竟然還是活得好好的。由此可知，它們真的不需要花太多心力去呵護。

　　蘆薈是最容易栽種的室內植物之一。我的朋友兼同行，藥草師碧姬‧瑪斯（Brigitte Mars）就曾寫道：「如果你連蘆薈都種不活，塑膠製的人造植物大概是你的唯一選項。」這句話有點毒舌，但我同意她的說法，因為蘆薈真的非常好養。

　　只要給它陽光、排水良好的土壤，並適度地澆澆水，你的蘆薈就會生氣勃勃，不斷長出充滿療癒力的豐滿葉片，回報你的照顧。

藥用價值

　　蘆薈是非常棒的燒燙傷草藥，對表淺層（一度）或深層（二、三度）的燒燙傷都很有幫助。切開蘆薈肥厚的葉片，將切口滲出的濃稠凝膠塗抹在患部，可有效舒緩疼痛；這些凝膠還含有豐富的蒽醌（anthraquinone），可促進組織修復、加速傷口癒合。厚敷蘆薈凝膠不只能有效舒緩、鎮靜廚房燒燙傷或嚴重曬傷所帶來的不適，還能夠迅速消除水泡、防止組織進一步受損，避免皮膚留下傷疤。蘆薈對蚊蟲叮咬、皮疹、溼疹、痤瘡、皮膚潰瘍，以及毒橡樹（poison oak）或毒藤（poison ivy）所引發的接觸性皮膚炎等，也都很有幫助。

　　據說，埃及豔后克麗奧佩特拉（Cleopatra）最喜愛的藥草就是蘆薈。她可能是全世界首位的「美容皇后」和化妝品企業家，許多我們現在耳熟能詳的美體方式，都要歸功於她的推廣，例如牛奶燕麥浴和蘆薈護膚等。難道克麗奧佩特拉知道蘆薈凝膠含有天然的防曬成分，可阻擋 20%–30% 的紫外線？又或者，她知道蘆薈凝膠與我們肌膚的酸鹼值超合，是完美的養膚聖品？甚至有傳聞她面霜裡的「祕密成分」就是蘆薈。話雖如此，但在「蘿絲瑪莉獨門面霜」的配方裡（請參見第 116 頁），蘆薈肯定不會是不能公開的祕密成分。

　　內服方面，蘆薈是最廣為大眾使用的安全通便劑。它的通便效果源自蘆薈素

（aloin）這個成分，它是個帶有苦味的物質，位在蘆薈葉片的外鞘。蘆薈素通常會先乾燥後製成粉末，再添入市面販售的通便劑。如果你要用蘆薈來幫助排便，一定要小心用量，因為它的通便效果很強，如果用量過多，恐怕會導致腸道痙攣和腹痛。

蘆薈肥厚葉片裡的汁液和凝膠，則是極具療癒力的腸胃藥，可有效緩解胃潰瘍和結腸炎等的不適。它也是有名的治療關節疼痛和滑囊炎草藥，無論內服或外敷，都能產生很好的效果。它解熱消炎的效果奇佳，除了有助舒緩不適，也有助真正治癒病根。

內服蘆薈時，可以直接從新鮮的蘆薈葉刮取蘆薈凝膠，只是要注意不要碰觸到葉片的外鞘，以免不小心吃到具通便效果的物質。雖然我種了好幾盆蘆薈，也常利用它們來治療皮膚刺激、燒燙傷和傷口，但我的冰箱裡一定會備著一罐用於內服的市售蘆薈凝膠。如此一來，我就可以輕鬆地用它來改善腸胃不適、關節疼痛和發炎等

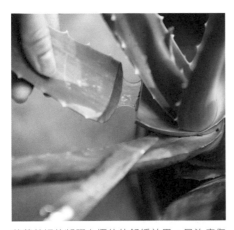

蘆薈葉裡的凝膠有極佳的舒緩效果，是治療傷口的有效藥物。

病症，不必擔心它的通便作用。蘆薈沒什麼味道，可能還帶有一點點的苦味，但是只要加入少許的檸檬汁調味，或是搭配蔬果汁飲用，你就不太會察覺到這股苦味。

市售蘆薈凝膠也是製作乳霜和乳液的最佳材料，因為新鮮蘆薈凝膠腐壞的速度很快。基本上，市售蘆薈凝膠都會添加抗壞血酸（ascorbic acid）作為天然防腐劑，這可以讓你的乳霜和乳液得以保存更久。

使用部位
葉片和凝膠

重要成分
纖維素、維生素 B 群、維生素 E、硒、矽、酵素、蘆薈素、蒽醌、多醣（polysaccharide）、單寧

安全性
乾燥的蘆薈粉末和蘆薈葉片的外鞘具有非常強的通便和清腸作用，如果要用它來幫助排便，一定要按照建議的劑量服用。有鑑於蘆薈的通便效果極強，孕婦和哺乳媽媽都應該避免內服蘆薈，老人和小孩也應該謹慎服用。一旦出現痙攣或胃痛的狀況，就必須停止服用。不建議用蘆薈來治療葡萄球菌或葡萄球菌相關的皮膚感染，例如膿痂疹（impetigo）。它會把葡萄球菌封閉在患部，為它們創造一個完美的培養皿，助長它們的增生。如果你懷疑自己的皮膚問題是葡萄球菌所致，請不要使用任何以蘆薈為基底的乳霜或乳膏。

蘆薈凝膠

在緩解傷燙傷、外傷和皮膚發炎方面，新鮮的蘆薈凝膠效果最好。

製作方式：

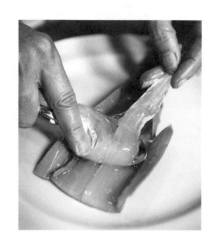

從蘆薈植株切下一片大而堅實的葉片。剖開它（最好放在盤子上進行，因為你一切開它，它的凝膠就會開始滲出），用湯匙刮出裡面的凝膠。如果你喜歡質地滑順的凝膠（非必要），可以把它放入攪拌機攪打一下。把蘆薈凝膠裝入小罐子，放入冰箱冷藏，至少可保存數週之久。（根據凱西‧凱維爾的《圖解藥草百科全書》所述，添加維生素 C 可延長蘆薈凝膠的保存時間，添加比例為每杯凝膠加 500 IU 維生素 C。）

使用方式：

把蘆薈凝膠直接塗抹在燒燙傷、外傷或皮膚刺激處。它會讓你覺得涼涼的、變得比較舒服，並立刻開始修復和治癒你受損的組織。蘆薈凝膠乾掉的時候，你的皮膚會感覺到一股緊繃感。這是它癒合組織的正常現象，不過如果你感覺不太舒服，可以輕柔地沖洗掉這層乾掉的蘆薈凝膠，然後再為患處抹上新的蘆薈凝膠。一天重複數次。

相關變化：

＊從植株切下葉片後，你也可以不要一次把凝膠全部取出、裝罐保存，而是以現取現用的方式保存凝膠。你可以把切下的葉片用蠟紙或保鮮膜包住，保持葉片的鮮度和防止凝膠滲出；等每次要塗抹蘆薈凝膠前，才切下一定大小的葉片，刮出所需的凝膠。這樣的保存方式可讓蘆薈葉的鮮度和活性保持數天，甚至數週之久。

＊調一杯清爽又可舒緩腸胃不適的蘆薈綠薄荷汁。把一杯蘆薈凝膠（取自蘆薈內層，不要使用皮層），一顆檸檬的汁液，以及幾根新鮮的綠薄荷枝梗，放入攪拌機，充分攪打均勻。如果你喜歡有點甜味，可以加一匙蜂蜜，但我自己是比較喜歡這種酸酸甜甜的爽口滋味。視你個人的需求，每天飲用 ¼–½ 杯。（若想讓它的風味更具層次，且兼具幫助消化的功效，可額外混入 ½ 杯的無加糖鳳梨汁。）

蘆薈乳液（可緩解誤觸毒橡樹及毒藤引發的紅癢症狀）

你可以用市售蘆薈凝膠製作這款乳液，也可以用自製蘆薈凝膠製作（配方請參見第 105 頁）。若使用自製蘆薈凝膠，請確保每杯蘆薈凝膠中含有 500 IU 的維生素 C。作為輔助療法，緩解毒橡樹和毒藤所引發的搔癢和疼痛時，可視個人需求，每日搭配 1 茶匙纈草酊劑。

◆ 1 份牛蒡葉　　　　　　　◆ 1 份車前草葉
◆ 1 份西洋蓍草葉和花　　　◆ 蘋果醋（最好是未高溫滅菌的）
◆ 蘆薈凝膠　　　　　　　　◆ 胡椒薄荷精油

製作方式：

將等量的牛蒡、車前草和西洋蓍草放入容量一品脫的玻璃罐裡，接著在罐內注滿蘋果醋。把玻璃罐放在溫暖、陽光充足的窗邊，靜置二到三週。濾除藥草，保留釀好的藥草醋汁液。最後，把蘆薈凝膠和胡椒薄荷精油混入藥草醋，比例為每杯藥草醋加 ½ 杯蘆薈凝膠，以及 4–5 滴胡椒薄荷精油。

使用方式：

使用前請搖勻。直接塗抹在患部，即可舒緩、鎮靜和治癒患部出疹和搔癢的狀況。

蘆薈康復力關節炎凝膠

◆ 康復力（comfrey）的葉子和根部
◆ ¼ 杯蘆薈凝膠
◆ 1–2 滴綠薄荷、胡椒薄荷或冬青精油

製作方式：

按照第 29 頁的步驟，沖泡 ¼ 杯的濃烈康復力茶，然後加入蘆薈凝膠和精油，充分混勻。裝入玻璃罐，冷藏保存，可存放五到七天。

使用方式：

使用前請搖勻。直接塗抹在肌肉痠痛和關節炎的部位，搭配輕柔的按摩，即可舒緩不適。

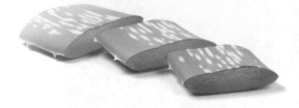

牛蒡（Burdock/ 學名：*Arctium lappa*）

　　對農民來說，這個生命力旺盛的野生植物是個禍害，但對藥草師來說，它卻是種恩賜。不論是在西醫或中醫裡，它都是一種相當安全、美味又有效的排毒藥草。最重要的是，牛蒡在各種條件下都可以生長，所以你很有機會在野外摘採到免費的牛蒡！

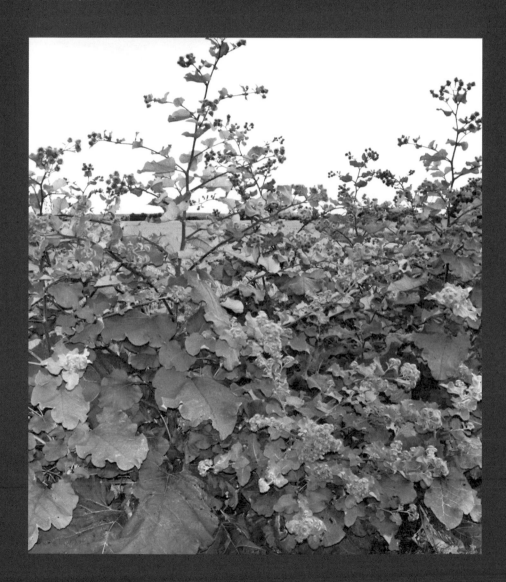

種植方式

對絕大多數的人來說，牛蒡從來沒有種不起來的問題。它是非常具侵略性又生命力旺盛的雜草，在任何土地上都可以蓬勃生長。它圓形有鉤刺的果實可以輕易沾附在每一位行經它的過客身上——動物、鳥類或人——讓大家都成為替它播種的幫手；而這種高效率的播種方式，也給了 Velcro 公司發明魔鬼氈的靈感。牛蒡很好生長，不論土壤是貧瘠、是肥沃，或是充滿砂石，它都可以長得很好。它可以在天寒地凍的環境中生存，也可以在溫暖宜人的環境下茁壯。它很耐旱，但它更喜歡時不時下點雨的溼潤感。牛蒡的生命力旺盛，在庭園裡，它龐大的身形、廣闊的葉片和薊狀的花朵看起來相當氣派。不過，牛蒡的那些蒴果裡可是蘊藏著數百顆種子，所以如果你不想庭園裡長滿牛蒡，一定要在秋季，它的蒴果尚未成熟前，就先剪掉那些蒴果。另外，如果你有養寵物，尤其是長毛的寵物，更是要早早剪掉牛蒡的蒴果，否則你恐怕就要有剃掉牠們毛髮的心理準備。我曾經有襪子沾附到牛蒡種子的經驗，因為怎麼也拍不乾淨，我就把襪子拿去洗，沒想到這卻讓它們在我的襪子裡發芽了！

藥用價值

牛蒡可以內服，也可以外用，是治療溼疹、牛皮癬和各種皮膚問題的最

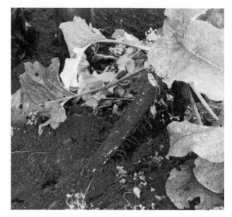

牛蒡的根部具有很強大的療癒力，且用途多元。

佳藥草之一。我最喜歡用它來調理青少年的膚況，這個階段的孩子因為荷爾蒙的變化或飲食太過豐盛（吃了太多糖分和速食），常會有痤瘡或毛囊炎等皮膚問題。牛蒡可能不是解決這類皮膚問題的唯一藥方，但它絕對可以對此帶來顯著的幫助——只要你的孩子願意嘗試它。牛蒡的滋味相當好，你可以給你的孩子喝看看混有氣泡水的牛蒡沙士（請參見第 110 頁）；這款飲品有著薑和肉桂的風味，還帶點甜菊的甜味，嚐起來就像是古早味的沙士。或者，如果你的孩子對酊劑的接受度比較高，你也可以給他試試牛蒡酊劑。總之，就算是世界上最好的藥，假如用藥者無法接受它，它也毫無用武之地。

牛蒡也是很好的洗劑（藥水），可有效舒緩乾、癢的過敏肌膚。用清水熬煮牛蒡根部，再取乾淨的布浸溼茶湯直接敷於患部，也可以用它的茶湯泡澡。

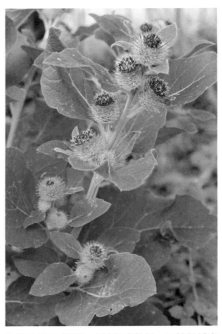

牛蒡的種子常製作成藥膏或敷劑，用於舒緩皮疹。

　　牛蒡還是一種專治肝臟的藥物，具有「清熱」的功效。如果你有個易怒的先生，常常面紅耳赤，還有些「肝臟壓力過大」的跡象——消化不良、脹氣，說不定還有一點過重？那麼，牛蒡會是幫助他改善現況的最佳藥草。用等量的牛蒡根和西洋蒲公英根製作酊劑，然後讓他以每天兩到三次，每次 1 茶匙的劑量，連續服用四到六週。當然，在此同時，若他還能同步減少油炸食物、紅肉和乳酪的攝取量，一定會讓整體的成效更為顯著。不過，即便只有服用牛蒡西洋蒲公英酊劑，也能為肝臟帶來很好的滋補，降低「燥熱」的症狀（面紅、暴躁和皮膚發熱、發紅等）。

　　目前科學家正在研究牛蒡的抗癌和抗腫瘤能力。在美洲原住民著名的抗癌藥方加拿大「護士茶」（Essiac）中，牛蒡根就是其中一項成分，且這份藥方至今仍在使用。牛蒡對淋巴系統的幫助也很出名，而淋巴系統正是構成免疫系統的重要環節。淋巴不通或瘀滯的時候，就表示身體某處的淋巴結腫脹，這個時候我都會推薦他們飲用牛蒡茶。淋巴腺腫腫的嗎？喝個牛蒡茶吧！每天喝 3-4 杯牛蒡茶，可以有效清除體內的髒東西。覺得這個飲用量看起來有點多？確實是滿多的，但它正好可以讓你少喝一些比較不健康的飲品。每天準備一夸脫的牛蒡茶，隨身攜帶。一整天下來，你應該就會喝光它。持續喝一、兩天，腫脹的淋巴腺應該也會徹底消腫。

牛蒡沙士

這款飲品可以用新鮮或乾燥的藥草製作。甜菊可以為這款飲品增添甜味，它是一種低矮灌木，其綠葉的甜度非常高——大概是蔗糖的五十倍甜。甜菊糖沒有熱量，不會對牙齒或牙齦造成傷害，也不會對有糖尿病或其他血糖問題的人造成負面影響。在世界各地，它常被作為取代糖的健康選項。為什麼它在我們的國家沒有非常普及？因為製糖業在美國有著龐大的影響力。

◆ 1 份牛蒡根，切碎

◆ 1 份片狀肉桂

◆ 1 份土茯苓（sarsaparilla）根

◆ ½ 份西洋蒲公英根（愈多愈好，
   但它會讓茶湯帶點苦味）

◆ ¼ 份薑，切碎（不是粉末）或
   是現磨碎

◆ 少許甜菊糖（一般來說，每夸
   脫沙士加 ½ 茶匙就夠了）

◆ 氣泡水（非必要）

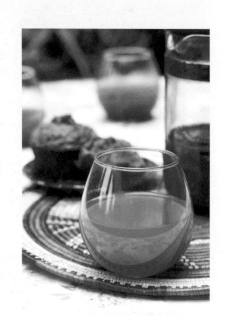

製作方式：

按照第 30 頁的步驟，熬煮牛蒡、肉桂、土茯苓、西洋蒲公英和薑，然後依照你的口味調整茶湯的滋味。濾除藥草，即可溫熱飲用。你也可以搭配氣泡水，清涼飲用——把 ¼ 杯氣泡水和 ¾ 杯茶湯混在一起，加入幾顆冰塊，就是一杯爽口美味的消暑飲品。

使用方式：

這款飲品的美味程度足以當作一般的飲料享用，不過若你是想要用它治療痤瘡或溼疹之類的問題，請以每天 2–3 杯的量飲用，持續兩週，然後暫停一週觀察一下身體的變化，再視狀況繼續依照這樣的規律飲用。

清蒸牛蒡根

許多高級日式料理店都有販售這款人氣菜色。

製作方式：

洗淨新鮮的牛蒡根，如果外皮看起來很老，就把皮削掉。
把牛蒡根磨成絲，稍微蒸煮 3–5 分鐘，然後淋上芝麻
油，攪拌均勻。如果你想讓它看起來不要那麼單調，
可以撒上一些熟芝麻粒。

使用方式：

直接吃就可以了！它是一款「食藥合
一」的藥方。

清熱養肝酊劑

身體太過燥熱嗎？臉色發紅、煩躁、易怒，還有常常「大動肝火」，都
是體內過於燥熱的跡象。適度的熱有益身體健康，但過多的熱會導致高
血壓、心臟問題和肝臟疾病。

◆ 1 份牛蒡根

◆ 1 份西洋蒲公英根

◆ ¼ 份肉桂樹皮

◆ 80 proof 酒精（或未高溫滅菌的蘋果醋，或甘油）

製作方式：

按照第 40 頁的步驟，把藥草製成酊劑。

使用方式：

一天三到四次，每次 ½–1 茶匙，連續四到六週。如有需要，你可以持續
服用這款酊劑更長的時間。牛蒡、西洋蒲公英和肉桂，都屬於對人體無
任何副作用的「藥膳食材」，即使是長期服用，也不會對健康造成傷害。

金盞花（Calendula/ 學名：*Calendula officinalis*）

　　金盞花宛如小太陽般的璀璨花朵，為許多庭園注入了明媚的光采。它不僅耐寒，還非常美麗，鮮黃亮麗的色彩散發著驚人的療癒力。有著討喜外貌的金盞花也可以食用，從前它曾是冬季燉菜和湯品裡的常見食材；因為它花期很長（在比較溫暖的地方，它甚至是全年綻放），所以人們認為在寒冷的月份食用它的花朵，可以讓自己擁有更陽光的性格和更強健的體魄。如果你的庭園裡綻放著金盞花，就千萬不要錯過用它入菜的機會。它很百搭，任何一道菜都可以因為它的金黃色彩增色不少，即便是最討厭吃沙拉的人，都會將目光停留在沙拉裡的金盞花上幾秒鐘。用蕁麻葉、菲達乳酪和金盞花來做煎蛋捲，可以讓你變出一道色香味俱全的美味佳餚。

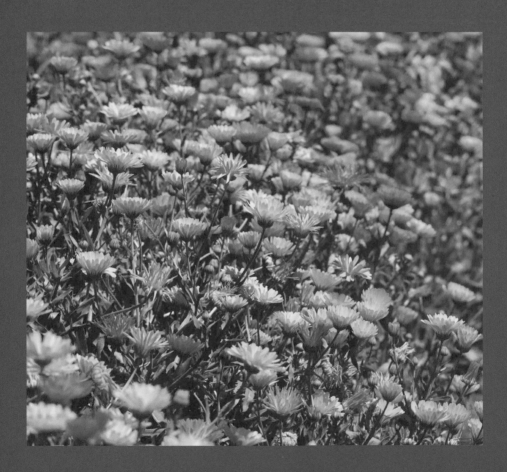

種植方式

金盞花或許是你種植的所有花卉中，投資報酬率最高的。它花期很早又很長，即便我住在北佛蒙特，到了初雪紛飛的時節，它依舊會在園裡傲然綻放。在氣候比較溫暖的地區，可以在秋天的時候播種，這樣它就會在早春的時候開花。在佛蒙特，雖然我園裡的金盞花會依照它們的生命週期自行播種，並在春季再次綻放，但我通常會在秋季收集它們的種子，等春天來臨時才把種子種入土裡。你愈常採摘這些金黃、渾圓的頭狀花序，它就會開出愈多的花朵。不同於大多數的花卉，這個外型亮麗的美女很好照顧。它喜歡充足的陽光、肥沃的土壤（但就算土壤很貧瘠，它也可以長得很好），還有偶爾的澆灌。如果你能好好照顧它，它會長得很好；但如果你忘了照顧它，它也不會長得太差。

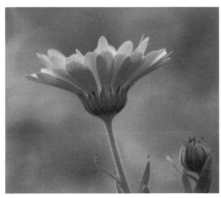

金盞花是最耐寒的庭園花卉之一，花期多半很長，甚至在初雪落下後，都能持續綻放。

當頭狀花序成熟到可以採摘時，它會充滿黏稠的樹脂（這些樹脂有許多抗真菌的功效，所以帶有黏質的花朵很棒）。

藥用價值

金盞花可以促進細胞修復和生長，是一種很有用的外傷藥草。同時，金盞花也具備很出名的抗菌和抗發炎功效，不論是內服或外用，都可發揮預防感染的作用。許多用來治療瘀傷、燒燙燒、瘡、皮膚潰瘍、皮膚感染和皮疹的乳霜、藥膏和油膏，都有添加金盞花這個成分。金盞花的藥效強大但藥性十分溫和，是改善寶寶乳痂（cradle cap）、尿布疹和其他皮膚問題的好幫手。除此之外，金盞花茶治療鵝口瘡（thrush）的效果也很好，嬰兒常會有這種酵母菌過度增生的口腔疾病。

金盞花還可以用內服和外用（作成洗劑或敷劑）的形式，緩解發燒，避免體溫過高。它略帶辛辣的滋味和抗菌的功效，對腸胃方面的問題也很有幫助，例如潰瘍（搭配藥蜀葵的根部）、痙攣（搭配纈草或歐洲莢蒾樹皮〔cramp bark〕）、消化不良（搭配胡椒薄荷）和腹瀉（單獨服用或搭配黑莓的根部）等。

金盞花是滋養和淨化淋巴系統的最佳藥草之一，也是我用來治療淋巴腺腫脹的首選藥草。單獨服用或是搭配其他有助淨化淋巴系統的藥草（例如

牛蒡、紅花苜蓿、豬殃殃〔cleaver〕
和繁縷），金盞花都可以發揮促進淋
巴液流通，暢通體內瘀滯的功效。淋
巴系統是免疫系統中很重要的一環，
但它沒有像心臟那樣的幫浦推動淋巴
液的循環，只能仰賴身體的活動來促
進淋巴液的流動。你有伸展、跳舞、
跑跳或健身嗎？如果沒有，你的淋巴
結大概很容易塞住，整個淋巴系統的
流動也會變慢。想要淋巴系統健康的
流動，就常喝些金盞花茶、紅花苜蓿
茶或牛蒡茶，然後多起身動一動吧！

使用部位
花朵

重要成分
類胡蘿蔔素、類黃酮、黏質、皂素
（saponin）、苦味物質、揮發油、
樹脂

安全性
根據記載，金盞花非常安全，沒有任
何有害的副作用，可以安心使用。

金盞花油

在金盞花花苞剛開的時候採收。如果可以，請在乾燥的晴天採收金盞花，
因為這個時候它們的樹脂含量會比較高。如果你摘採這些花苞的時候，
有感覺到手指因為樹脂變得黏黏的，就是個好預兆。

製作方式：
將金盞花花苞放入容量一夸脫的玻璃罐裡，放約四分之三滿，然後注入
橄欖油（可製成藥用金盞花油），或葡萄籽油、杏仁油或杏桃核仁油（可
製成美容用金盞花油），使油的高度與罐口相距約 2.5 公分。把玻璃罐
放在溫暖、陽光充足的地方，讓藥草在油中浸泡三到四週。濾除藥草，
並將油另行裝罐。（若想製作雙倍濃度的金盞花油，可在已濾除藥草的
油中，加入一批新鮮的金盞花花苞，再多浸泡三到四週。）存放在陰涼
處（冰箱也可以），此油可保存一年之久。

使用方式：
將金盞花油直接塗抹在皮
疹、溼疹或淋巴腫脹處。它
也是很棒的按摩油，可作
為各種美容美體保養品的基
底油。

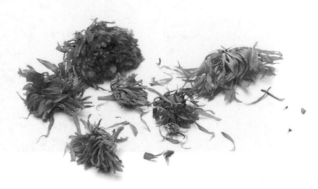

金盞花藥膏

這款藥膏是許多藥草師的愛用草藥，因為它可以治療各種皮膚問題，舉凡外傷、割傷、皮疹，甚至是嬰幼兒的乳痂和尿布疹，它都可以有效改善。裡頭添加的薰衣草精油不僅能增添香氣，還能強化藥膏抗菌、抗真菌和抗微生物的能力。

◆ 1 杯金盞花油（配方請參見第 114 頁）

◆ ¼ 杯磨碎的蜂蠟

◆ 4–6 滴薰衣草精油

◆ 少許薑黃粉（增添軟膏的色彩）

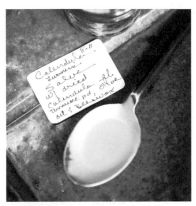

製作方式：

用非常小的火一邊加熱金盞花油，一邊拌入大部分的蜂蠟（保留約 1 湯匙的蜂蠟備用）。等蜂蠟溶化後，挖一匙混料置於盤中，放入冷凍庫靜置 1–2 分鐘。藥膏冷卻後，取出確認其硬度。若想要藥膏再硬一點，就把剩下的蜂蠟都加入；若想要藥膏軟一點，就再加一點油。

等藥膏的質地調整到你喜愛的硬度，就可以加入精油，添加量則取決於你對香氣的濃淡喜好。拌入薑黃，增添藥膏的橘黃色彩。

將尚未固化的藥膏倒入小玻璃罐或錫罐。待藥膏冷卻後，即可蓋上瓶蓋，存放在陰涼處，至少可保存一年。

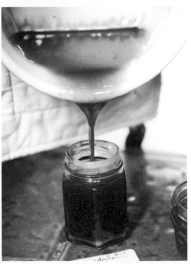

使用方式：

在皮疹、外傷、割傷、尿布疹或乳痂處，抹上少量的金盞花藥膏，再輕輕按摩患處，讓它充分滲入肌膚。

蘿絲瑪莉獨門面霜

這款濃厚的乳霜非常滋潤，而且它大概是我最出名的配方之一。它是很棒的面霜，還可以針對各種皮膚問題添加不同的藥草。舉例來說，用金盞花油和薰衣草精油製作這款乳霜，就能有效舒緩嬰兒皮膚粗糙和發炎的問題；或者，你也可以單純把它當成一款呵護「熟齡肌」的保養聖品。

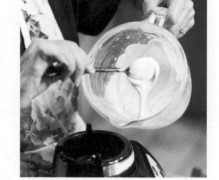

◆ ¾ 杯金盞花油，用等量的葡萄籽油和杏桃核仁油製作（配方請參見第 114 頁）

◆ ⅛ 杯可可醬

◆ ⅛ 杯椰子油

◆ 1 湯匙磨碎的蜂蠟

◆ ¼ 杯市售蘆薈凝膠

◆ ¾ 杯蒸餾水

◆ 幾滴薰衣草精油

製作方式：

把金盞花油、可可醬、椰子油和蜂蠟放入鍋中，以非常小的火加熱，直到它們徹底融合在一起。把鍋中混料倒入量杯或碗中，靜置冷卻至少數個小時，甚至可以冷卻一晚，使混料呈現厚實的乳狀質地。

用抹刀之類的器具，把冷卻的油性混料刮入攪拌器。在另一只碗中，混勻蘆薈凝膠、蒸餾水和精油。啟動攪拌器的高轉速模式，慢慢把水性混料倒入油性混料中，繼續攪拌至油性混料充分吸收水性混料。當兩者徹底相容時，攪拌器的運轉應該會「卡卡的」，因為裡頭的混料會變成奶油般濃稠的乳白糊狀。

關掉攪拌器，把乳霜舀入小玻璃罐，分裝成數罐。蓋上瓶蓋，存放在陰涼處，可保存一年之久。

使用方式：

你可以視自身的需求，經常塗抹這款滋潤的乳霜。由於它的製作成本很低，你甚至可以把這款「面霜」用於全身！它改善乾燥肌和敏感肌的效果奇佳。

洋甘菊（Chamomile/ 學名：*Chamaemelum nobile*、*Matricaria recutita*，以及其相關品種）

　　這個廣為人知又備受推崇的植物充滿神奇的療癒力。洋甘菊向我們證明了，藥性溫和的藥草並不表示它的功效就會比較差；因為它就是一款藥性十分溫和，功效卻相當強大的草藥。有多達二十六個國家的藥典（國家官方機構編寫的藥品法典）明文表示，可用洋甘菊治療多種病症，包括腸絞痛、消化不良、肌肉痙攣、緊張、發炎和感染等。雖然洋甘菊的個頭嬌小，但在藥草師的心目中，它可是猶如巨人一般不容忽視的存在。

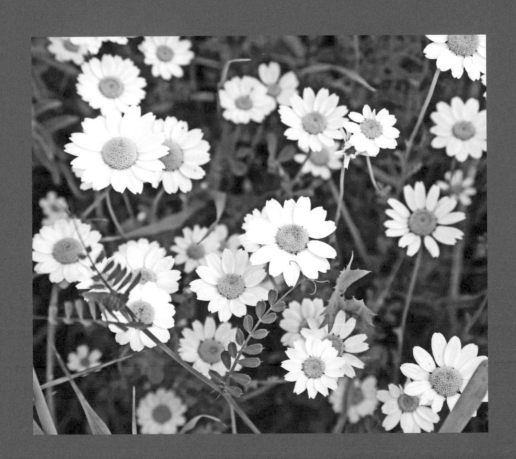

種植方式

洋甘菊的種子很容易茁壯，最適合在早春的時候直接播種在庭園裡。它喜歡乾燥、陽光充足的環境和排水良好的土壤，但它對這些條件也沒有真的非常挑剔。肥沃的土壤會讓洋甘菊長出比較寬大和茂密的葉子，但不見得會讓它開比較多的花。事實上，洋甘菊生長在比較貧瘠的土壤中，反而會開比較多的花。洋甘菊喜歡充足的陽光，但它不喜歡太熱的天氣；如果天氣太熱，它就會變得「長莖，不開花」，甚至是停止生長。如果你住的地方很炎熱，請在春天一到的時候就播下洋甘菊的種子，這樣它才有機會在盛夏來臨前開花。在某些地區種植洋甘菊，一年還可以收成兩次，一次是在初春，一次則是在秋末。

當花朵徹底綻放、散發香氣時，用手指當作耙子採摘花朵，順著它們的莖稈耙梳至頂部，將花朵耙進採集籃。實際操作後，你就會發現，比起一朵一朵的採摘這些小花，這個採收技巧的效率高多了。商業化種植洋甘菊的農家會用真正的耙子來收成這些小花，耙子的樣式就跟採收藍莓或蔓越莓的耙子類似。

小巧可愛的洋甘菊很適合種在小徑兩側，你輕輕拂過它的時候，它會釋放出一股類似鳳梨或蘋果的香甜氣味。以前，洋甘菊還有個「植物醫師」的稱號，因為據說不論它附近

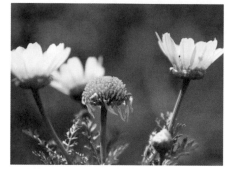

採摘洋甘菊小巧、芬芳花朵的最佳方法之一，就是用手指當作耙子，順著它們的莖稈輕柔地耙梳，即可一次採收到數朵小花。

的植物得到了什麼病，它都可以治癒它們。現在洋甘菊依舊是園藝中很受歡迎的伴生植物，常種在其他植物旁邊，幫助它們保持健康、不受疾病侵擾。

藥用價值

洋甘菊的花含有豐富的天藍烴（azulene）。天藍烴是一種有多種活性成分的揮發油，具消炎和退燒的作用，因此洋甘菊對治療關節炎和其他發炎性病症很有幫助。一項臨床研究指出，請十二位睡前都需要服用止痛藥的受試者（用於緩解他們的全身痠

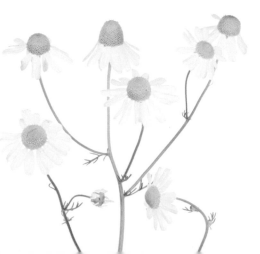

痛、頭痛或關節疼痛），改在睡前飲用洋甘菊茶，結果有十位受試者都在十分鐘內就進入安穩的深眠狀態。

其他的臨床研究也陸續證實了藥草師早就知曉的事情：這個常出現在路邊的植物，能給予神經系統和消化系統極大的支持。用洋甘菊的花泡出的茶，有很好的鎮靜功效，對緩解壓力和緊張、促進睡眠和幫助消化都很有幫助。對嬰兒和孩童來說，洋甘菊茶則是改善腸絞痛和兒童消化問題的常用草藥。除此之外，洋甘菊茶還可以用來泡澡，加了洋甘菊茶的泡澡水有放鬆身心的效果。洋甘菊也很適合製作成按摩油使用，可有效緩解壓力、焦慮和肌肉痠痛。

使用部位
花朵為主，但葉子也很有用

重要成分
天藍烴和其他揮發油、類黃酮、單寧、苦糖苷、水楊酸鹽類（salicylates）、香豆素、鈣、鎂、磷

安全性
有些人會對洋甘菊過敏。如果使用洋甘菊後，你有眼睛或耳朵發癢、流鼻水、喉嚨沙啞，或其他的過敏症狀，請停止使用。

安神洋甘菊茶

再也沒有比泡一杯洋甘菊茶更簡單的事了。不論是新鮮或乾燥的洋甘菊花，都可以泡出一杯好茶，讓你感受到前所未見的平靜與祥和。

製作方式：
按照第 29 頁的步驟，沖泡洋甘菊的花朵。沖泡的比例為每杯水加 1 茶匙的乾燥花朵（或 2 茶匙的新鮮花朵），或每夸脫的水加 1 盎司（約 28 公克）乾燥花朵（或 2 盎司〔約 56 公克〕新鮮花朵）。蓋上蓋子，浸泡 15–20 分鐘。洋甘菊帶有苦味，泡愈久，苦味就愈重。若想要滋味好一點、苦味少一點，可以縮短浸泡的時間。

使用方式：
每天喝 2–3 杯，或依需求頻繁飲用。如果你持續服用這款藥草好幾週的時間，它的效力會變得很持久。洋甘菊是一款老少咸宜的藥草，也很適合搭配其他有益神經系統的藥草服用，例如香蜂草和玫瑰花瓣。

洋甘菊敷眼包

這些敷眼包可緩解眼部的壓力、疲勞、黑眼圈和浮腫。

製作方式：

把兩個洋甘菊茶包放入熱水，浸泡數分鐘，直至完全浸透。取出茶包，讓它降溫到你不覺得燙的溫度。

使用方式：

閉上眼，把茶包直接放在眼部，一眼一個。放鬆的仰躺，讓洋甘菊茶包敷在眼上 15–20 分鐘。

紓壓藥草浴

把自己浸入一缸加有藥草的熱水，就像是踏入一個巨大的茶杯：溫熱的澡湯會打開你的毛孔，讓它們吸入藥草的滿滿療癒力，使身心得到最淋漓盡致的放鬆和淨化。

製作方式：

準備乾燥的洋甘菊花、香蜂草葉和玫瑰花瓣各一把，混勻後裝入大型的茶包袋或是舊絲襪裡，然後直接綁在浴缸的水龍頭上。打開水龍頭，以熱水（水溫愈熱愈好）直沖藥草包數分鐘，直到浴缸半滿。之後依照你的需求調整水溫，並將浴缸注滿水。

使用方式：

調暗燈光，點根蠟燭，讓自己完全沉浸在藥草散發的安定力量中。甚至，你或許還會想要喝杯溫熱的洋甘菊茶，讓神經系統得到更好的放鬆效果。

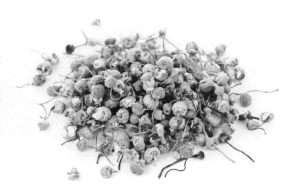

繁縷（Chickweed/ 學名：*Stellaria media*）

　　繁縷的屬名 Stellaria 是「星星」的意思，指的就是它星狀的白色小花。此外，繁縷也是藥草界的明星。在世界各地任何一塊潮溼、有栽種植物的土地上，你幾乎都能看到它的身影——沒錯，這表示它是花園和庭院中常見的「雜草」。看到繁縷時，千萬不要刻意阻止它生長，或是將它除得一乾二淨，因為這個小傢伙可是你園裡最棒的一種雜草。根淺的繁縷不但是一種「活的」覆蓋物（mulch），可為園裡的其他植物保持土壤的溼潤和肥沃，還是做蔬菜沙拉和調配草藥時，最方便取得的素材。

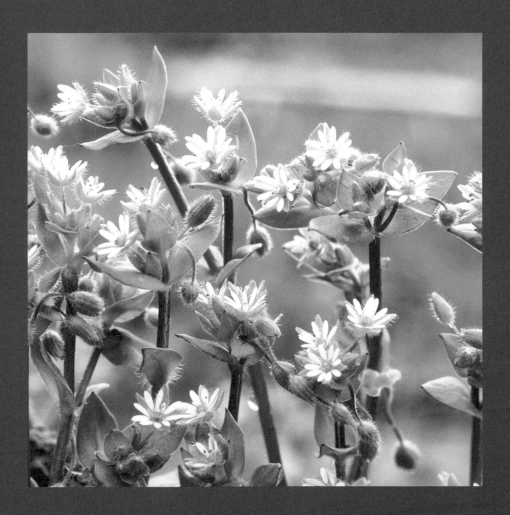

種植方式

老實說，大部分的人都是處心積慮地想要除掉園裡的繁縷，而非種植它。繁縷是花園和庭院中，常出現的不速之客之一。繁縷是一年生植物，雖然小巧的它看起來有些嬌弱，但它的生命力比它的外表強韌。它能在肥沃的庭園土壤裡茁壯，很容易繁衍；喜歡陽光充足又涼爽的地方，但就算無法一直曬到太陽，它還是可以長得很茂盛。如果你沒在庭園裡看見繁縷的身影，又想讓它成為園裡「藥材區」的一員，你可以播種栽種它。選一塊陽光充足或稍有遮蔽的地方，種下繁縷的種子，為它們澆水，然後看著這些小小的種子一起發芽。有時候繁縷的生長可能會「有點」侵略性，所以請留意它的生長狀況，不要讓它侵害到其他植物的生長空間。定期食用它，將它打成汁飲用，或是大量運用它調配草藥，都是避免它過度生長的好辦法。

藥用價值

不要被繁縷柔弱的外表給騙了。它的味道很溫和，用甜味隱藏了它的力量。繁縷的潤膚和鎮痛功效備受推崇，是常用來處理皮膚和眼睛發炎，以及腎臟和肝臟病症的藥草。繁縷製作成敷劑，是治療皮疹等皮膚問題的絕佳草藥；做藥膏，除了可有效舒緩和治癒皮膚問題，更有著優於其他草藥的超棒止癢效果。它常用於治療皮

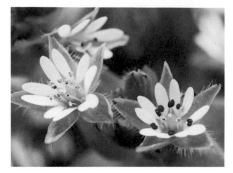

繁縷的學名 *Stellaria media* 有「星星」的意思，指的就是它小巧的白色花朵。

使用部位
植物的地上部分

重要成分
維生素 C、鈣、鉀、磷、鐵、鋅、香豆素、皂素

安全性
安全無虞，沒有任何已知毒性。

疹、溼疹和帶刺植物造成的搔癢，溫和的藥性使其也可用於治療尿布疹等嬰幼兒皮膚問題。

由於繁縷的藥性溫和，且具備很好的舒緩功效，所以在改善眼睛發炎和搔癢方面，是相當有名的草藥。把它製作成敷劑或眼膜的形式，可有效鎮靜和舒緩眼睛嬌嫩的黏膜。

鮮嫩的繁縷亦是一種很營養的蔬菜，很適合用來做沙拉，或者是與鳳梨汁一起打成美味的蔬果汁。除此之外，繁縷也常出現在減重飲食中，因

為它的營養價值高、有輕微的利尿作用，又能夠促進新陳代謝。

繁縷不宜乾燥保存，若要保留其新鮮葉子的功效以備將來使用，最好是把它們冷凍起來，或製作成酊劑或藥膏。

繁縷敷劑

繁縷敷劑是另一款舒緩發炎、搔癢肌膚的草藥。

製作方式：
取一把繁縷頂部的嫩枝，將它搗成泥狀；或將它放入攪拌器，加入少量的水打成濃稠的糊狀（比例為每杯新鮮繁縷配 1–2 湯匙水）。

使用方式：
將打成泥的藥草直接塗抹在肌膚上，或先將它包入棉布，再敷於患處。保持這樣的狀態 30 分鐘。30 分鐘後，再視個人需求以新鮮藥草重複上述步驟，直到搔癢、發炎的狀況完全消退。

繁縷超級止癢藥膏

這款藥膏對舒緩乾癢肌和皮疹相當有用。可以的話，請用新鮮的繁縷製作這款軟膏，但採收後，要記得先稍微風乾它們（請參見第 37 頁），降低其含水量。

◆ 繁縷頂部的嫩枝
◆ 油
◆ 蜂蠟

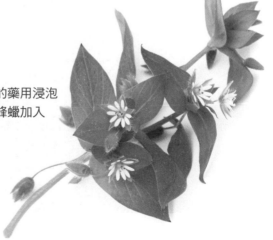

製作方式：
按照第 35 頁的步驟，做出繁縷的藥用浸泡油。再按照第 38 頁的步驟，把蜂蠟加入浸泡油，做出藥膏。

使用方式：
依需要塗抹。

西洋蒲公英（Dandelion/ 學名：*Taraxacum officinale*）

　　世界上有一半的人都喜愛它，這些人會用它入藥，也常用它入菜。另一半的人則把西洋蒲公英視如仇人，使用大量的殺蟲劑、殺菌劑或除草劑殺滅它。最後誰會獲勝？肯定是西洋蒲公英。西洋蒲公英的韌性是成就它如此美好的原因之一，或許這股韌性與它的藥性多少有些關係，才使得它不論身處在怎樣的環境，都有辦法成長茁壯。如果你曾有過驅逐這種有益植物的經驗，就會發現西洋蒲公英的生命力驚人，因為每一年的春天，它都會一次又一次的強勢回歸農田或庭園，貌似無所畏懼的在陽光下散發著金黃光芒。

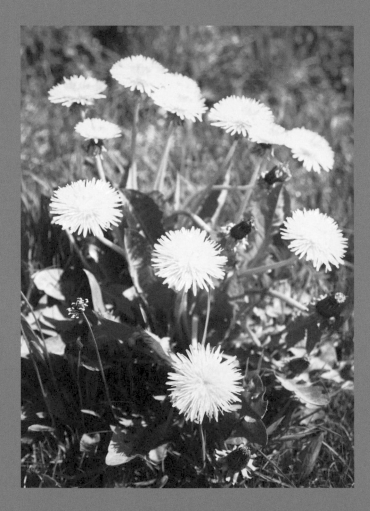

種植方式

西洋蒲公英很耐寒、分布很廣，又很會生長，所以不須特別去種植它。只要在春天的時候，到你家附近的鄉間小徑走一走，就會發現一整片開滿鮮亮西洋蒲公英花朵的田野（西洋蒲公英的英文 dandelion 源自古法文，是「獅子的牙齒」的意思）。或者，你也可以讓草坪自由生長一陣子，不要去修剪它，幾週之內你就可以收成到一批新鮮的西洋蒲公英葉。不過，如果你出於某些原因，無法從這些地方穩定地採集到自行長出的新鮮西洋蒲公英，也不必感到絕望。種植西洋蒲公英可說是世界上最簡單的事情，因為它非常隨遇而安！雖說西洋蒲公英到處都能生長，但它特別喜歡肥沃、溼潤的土壤，還有陽光充足的環境。秋天播下西洋蒲公英的種子，到了初春就可以收成它的葉子。不論西洋蒲公英的植株有無開花，整個春季都是採摘其葉子的好時機，但嫩綠的蔬菜肯定更新鮮，苦味更少，口感更嫩。晚秋則是收成根部的時節。可是也不要拖太晚才採收根部，因為根愈老，苦味會愈重，口感也會愈柴。萬一你不太能接受西洋蒲公英的苦味，也可以為了蜜蜂和其他喜愛西洋蒲公英的授粉昆蟲種植它們！

藥用價值

西洋蒲公英的整個植株都可以入藥或入菜。它的根是經典的補肝藥草，

使用部位
根部、葉子和花朵

重要成分
維生素 A、維生素 B 群、維生素 C、維生素 D、鐵、磷、鈣、菊糖、倍半萜、類胡蘿蔔素

安全性
西洋蒲公英花朵和莖稈的乳白色乳膠會使某些人過敏。如果接觸它的乳膠後，你的皮膚有起疹子的狀況，請停止使用。

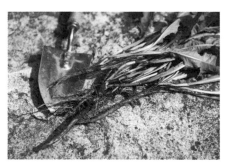

這些西洋蒲公英的根部正處於最適合採收的階段。

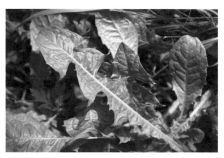

新生西洋蒲公英葉的滋味最好，但在它的生長期裡，你隨時都可採摘、食用其葉子。

或說是「淨化血液」的好幫手，可以清除淤滯肝臟的毒素、提升肝臟的機能。西洋蒲公英根也有助消化，它所富含的苦味化合物會刺激舌頭上的受體，對消化道發出這樣的信號：準備好，食物要來了！（西洋蒲公英葉也有類似的功效。）西洋蒲公英根也會促進膽汁的生成，從而幫助膽固醇和油脂的分解。西洋蒲公英根帶有微微的苦味。鮮嫩的西洋蒲公英根可以像胡蘿蔔一樣切碎，與蔬菜一起拌炒，或是加到湯裡燉煮。西洋蒲公英根也很適合切片醃漬，任何一種醃漬配方都能讓你嚐到它令人眼睛為之一亮的清爽滋味。

長久以來，西洋蒲公英葉都被當作是一種溫和的利尿劑，用於治療水腫、膀胱或腎臟問題。不過，西洋蒲公英葉和人工合成的利尿劑不一樣，它不會消耗鉀離子，而是會為身體補充這種重要的營養素，因為它含有豐富的鉀離子。西洋蒲公英葉也含有豐富的鐵、鈣、維生素和多種微量礦物質。事實上，在許多地方，西洋蒲公英葉都被視為一種珍饈。以歐洲和地中海國家為例，西洋蒲公英葉常會與其他野菜一起蒸煮，再淋上橄欖油和檸檬汁提味。超級好吃！如果再加上幾塊菲達乳酪，就是一道可作為節慶佳餚的西洋蒲公英沙拉。

西洋蒲公英葉略帶苦味，用它入菜或泡茶時，若能搭配其他味道較溫和的藥草，可讓它更好入口。我最喜歡的西洋蒲公英葉的料理方式是：先川燙它們，再用義大利沙拉醬和大量的蜂蜜浸漬它們一夜。我的天，這樣處理的西洋蒲公英葉實在是太好吃了！不但大大降低了西洋蒲公英葉的苦味，醬料的浸漬更是讓它的滋味變得甘美。

甚至就連西洋蒲公英的花朵，都能入菜和入藥。你可以把它們製作成美味的西洋蒲公英酒，或是用奶油小火慢煸它們，使它們呈現炸蘑菇般的酥脆口感。西洋蒲公英的花朵和莖稈都含有乳白色的乳膠，它有除疣的功效。只不過要看到成效必須有點耐心；以每天數次的頻率，將新鮮的乳膠直接抹在疣上，持續二到三週，你就會看到疣漸漸消失不見。

西洋蒲公英牛蒡護肝酊劑

西洋蒲公英和牛蒡的根部常被搭在一塊，因為它們是清潔肝臟、活化肝臟機能的絕佳組合。這款酊劑對任何可能與肝臟有關的健康問題都很有幫助，例如消化不良或痤瘡和溼疹等皮膚問題。

◆ 1 份牛蒡根
◆ 1 份西洋蒲公英根
◆ 80 proof 酒精（或未高溫滅菌的蘋果醋，或甘油）

製作方式：
按照第 40 頁的步驟，把這些根製作成酊劑。

使用方式：
一天三次，每次 ½–1 茶匙。

紫錐菊（Echinacea/ 學名：*Echinacea angustifolia*、*E. purpurea*）

　　在我們這個時代，紫錐菊絕對是最受歡迎的藥草之一，而且這背後有很好的理由。它提升免疫力的能力是諸多藥草中的佼佼者，既有助強化免疫系統的力量，又有助抵抗疾病和感染。許多藥草師和自然療法醫師都認為在提升免疫力方面，它是西方藥草醫學中最重要的藥草。它不但功效強大、不會殘留人體，也不會產生什麼副作用；還有著討喜的外型、容易種植和耐寒的生長特性。有誰會不喜歡這個才貌兼備，又在北美土生土長的植物？紫錐菊還有個「偉大的藥草外交官」的稱號，因為在所有的藥用植物中，它大概是讓藥草醫學在二十世紀再度發光發熱的最大功臣。

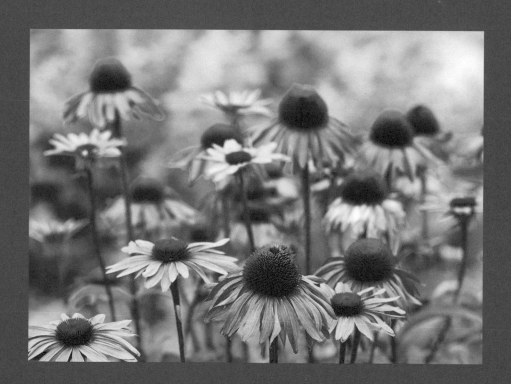

種植方式

在任何人的花園中，紫錐菊都能自帶光芒。菊科的紫錐菊也叫做紫錐花，它很容易栽種、不挑剔環境，而且充滿力量和活力——這或許也反映了它提升免疫力的特性。紫錐菊喜愛陽光充足的溫暖氣候，不過在非常炎熱的地區，可能還是需要稍微幫它遮一下陽。想想北美東部的阿帕拉契山脈、北部的大草原和美國的中西部，紫錐菊就是源自那些地方。孕育紫錐菊的土壤可能很貧瘠，但就跟大部分的植物一樣，它的適應力很強，只要整個環境有滿足它的基本需求，它就能生長得很好。紫錐菊很耐旱，但它在我們所住的山上也長得很好，那裡的環境通常是「充滿溼氣，而非乾燥缺水」。

使用部位
根部、葉子、花朵和種子

重要成分
多醣體、咖啡酸、紫錐菊苷（echinacoside）、倍半萜、單寧、亞麻油酸（linoleic acid）、β-胡蘿蔔素、維生素 C

安全性
有些人會對紫錐菊過敏。如果使用紫錐菊後，你有眼睛或耳朵發癢、流鼻水、喉嚨沙啞，或其他的過敏症狀，請停止使用。

藥用價值

大量的研究證實（主要是德國和其他歐洲國家的研究），紫錐菊可藉由刺激和輔助免疫機能，使人體對抗感染的自然防禦力提升。就某種程度來說，紫錐菊是經由增加巨噬細胞和 T 細胞的活性，來達到提升免疫力的效果，這兩種免疫細胞是人體對抗外來抗原（antigen）的第一道防線。紫錐菊也富含多醣體，這種物質有助細胞對抗入侵的病毒和細菌。另外，它的抗真菌和抗菌特性，也使它成為對抗多種真菌和細菌感染的良藥。紫錐菊的藥效強大，藥性卻十分溫和、安全，沒有什麼副作用，就算是幼童和長者都可以安心使用。

如果你能在病兆剛出現、疾病尚未「安頓下來」之前，就使用紫錐菊，它的功效一定會比較好。紫錐菊對支氣管和呼吸道感染、喉嚨痛、口腔感染，以及任何需要強化免疫系統的情況特別有用。紫錐菊製作成茶飲或酊劑，是剛出現感冒或流感症狀時，提升免疫系統機能的好幫手。若想成功擋下疾病，小劑量、高頻率的用藥，效果最好（請參見第 46 頁的用藥劑量指南）。

喉嚨痛紫錐菊噴劑

這款噴劑能舒緩和治療喉嚨痛和／或喉嚨感染的問題。

◆ ¼ 杯紫錐菊酊劑

◆ ⅛ 杯植物甘油或蜂蜜

◆ ⅛ 杯水

◆ 1–2 滴胡椒薄荷精油

製作方式：

把紫錐菊酊劑、甘油和水混在一起，然後一滴一滴地慢慢加入胡椒薄荷精油。待噴劑散發出符合你喜好的味道，即可將它倒進噴霧瓶。

使用方式：

直接朝你的口腔後側、喉嚨處噴灑，每半個小時一次（或依你的需求調整頻率）。

揀選紫錐菊

　　請避免採摘野生的紫錐菊，除非你知道，而且確定你的舉動不會對該地的生態造成傷害。過去四十年來，隨著全球對免疫議題的關注愈來愈高，以及眾人對紫錐菊的需求量巨幅增加，許多本該長滿紫錐菊的棲地，都在非法過度採摘的荼毒下，消失無蹤；甚至，還有數種野生紫錐菊已被列為瀕危物種。好消息是，今日我們在市面上買到的各式紫錐菊產品，其花源都是來自有機栽植的農場。目前市面上販售的藥用紫錐菊有好幾個品種，我個人最推薦紫花紫錐菊（*Echinacea* purpurea）這個品種，因為它有效、容易栽種，又比其他品種常見。

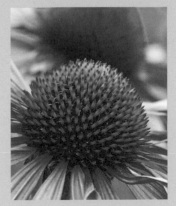

紫錐菊的美麗花朵不僅具備藥用價值，也具備滋養心靈的力量。

全植株紫錐菊酊劑

如果你只打算為冬季製作一款酊劑，這款酊劑應該是你的不二選擇。

製作方式：

≫ 在春末，採摘新鮮的紫錐菊葉，並將它們鬆散地裝入一夸脫的廣口玻璃瓶，然後加入足量的 80 proof 酒精（白蘭地、伏特加或琴酒），淹過葉子約 5–7.5 公分。把玻璃罐放在溫暖的地方，每天都要搖一搖瓶身。

≫ 紫錐菊冒出花苞、即將綻放之際，採摘數朵幼嫩的花苞，並將它們加入裝有紫錐菊葉的玻璃罐。

≫ 進入花季後，在紫錐菊盛開、但尚未開始凋零之際，採摘數朵花朵，並將它們加入先前的玻璃罐。需要時，可以再往罐裡加點酒精，使酒精保持在淹過罐中藥草約 5–7.5 公分的狀態。萬一罐子太滿，可以換個容量大一點的罐子（半加侖的廣口玻璃瓶）。一樣要每天搖一搖瓶身。

≫ 到了秋天，紫錐菊的植株開始凋亡時，它們的能量會回歸根部。找一個晚秋的午後，挖起一株植株，採收它的根部。這株植株應該在二到三歲樹齡，這樣它的根部足夠成熟，具有良好的藥效，又不會太木質化。

把根刷洗乾淨、去皮，有需要的話，可以將它拆解成數塊清理。接著把清理好的根切成數小塊，加入泡製酊劑的玻璃罐，並視狀況補足罐中的酒精。

讓此酊劑浸泡三到四週，然後濾除藥草，將完成的酊劑液裝罐。有了這罐至少有一夸脫之多的全植株紫錐菊酊劑，你應該就不用擔心漫漫長冬會沒酊劑可用。

使用方式：

在處理急症方面（例如抵抗感染、感冒或流感），請每小時服用 ½ 茶匙。如果這樣的劑量似乎沒什麼作用，你又覺得你的免疫系統可以承受更多的刺激，那麼你可以把服用頻率調整成每半小時 ½ 茶匙。待感覺身體狀況有所好轉，就必須降低服用頻率。

在治療慢性感染方面，則請你以每天兩到三次，每次 ¼–½ 茶匙的劑量，持續服用兩週。然後暫停一到兩週，觀察一下身體的變化，再視狀況繼續依照這樣的規律服用它。雖然我比較喜歡這種用新鮮植株製作的紫錐菊酊劑，但你也可以用乾燥紫錐菊製作酊劑。

小叮嚀：不建議長時間大量服用紫錐菊，不是因為這種植物有毒，而是因為你通常沒有必須這麼做的理由；再者，這麼做還可能招來反效果。一般來說，你只有在急性感染的初期，才需要用大劑量的紫錐菊活化免疫系統、壓下感染，但二十四小時內，你就必須降低服用量。

克勞斯醫師的外用酊劑

這是我最喜愛的一款外用酊劑，它的配方是出自一九三九年的經典著作《回到伊甸園》（*Back to Eden*，暫譯），該書是由資深藥草師傑夫羅·克勞斯（Jethro Kloss）所撰寫。克勞斯醫師的外用酊劑既可用於消毒傷口，也可用於舒緩肌肉痠痛。我已經使用這款外用酊劑三十多年了，發現它真的是最棒的消毒劑。說實在話，每個人都必須擁有這款實用的外用酊劑。

- ◆ 1 盎司（約 28 公克）粉狀的紫錐菊根部
- ◆ 1 盎司（約 28 公克）粉狀的北美黃蓮根部（有機栽種）
- ◆ 1 盎司（約 28 公克）粉狀的沒藥樹膠脂（myrrh gum resin）
- ◆ ¼ 盎司（約 28 公克）辣椒粉
- ◆ 1 品脫外用酒精

製作方式：

按照第 40 頁的步驟製作酊劑。由於此款外用酊劑含有外用酒精，所以請務必在罐身標明「僅供外用」。

使用方式：

可以直接塗抹在傷口上，也可以先用棉球沾取它，再以濡溼的棉球擦拭感染處。視個人需求重複數次，直到感染的狀況徹底消失。

「一般」紫錐菊酊劑

如果你沒有庭院，或是沒有時間做全植株紫錐菊酊劑，也可以只用紫錐菊的根部來做酊劑，它同樣非常有用——只不過功效可能還是會略遜全植株酊劑一籌，因為就算植株的各個部位都具備相似的藥性，但藥效的強度卻不太一樣。

製作方式：

按照第 40 頁的步驟，把新鮮或乾燥的紫錐菊根製作成酊劑。

使用方式：

在處理急症方面，每小時服用 ¼–½ 茶匙（或依你的需求調整頻率）。在治療慢性感染方面，則請你以每天三次，每次 ½ 茶匙的劑量，持續服用兩週；然後暫停兩週，觀察一下身體的變化，再視狀況繼續依照這樣的規律服用它。

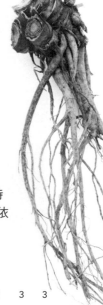

西洋接骨木（Elder/ 學名：*Sambucus nigra*）

　　在歐洲，西洋接骨木漿果和西洋接骨木花是最受推崇的感冒和流感用藥。如果你是在冬季造訪歐洲，就會發現不論是歐洲的哪一個國家，他們藥局的貨架上都陳列著各式各樣的西洋接骨木產品。從古到今，這個又大又漂亮的灌木都在醫療保健這一塊有著相當重要的作用。以前的歐洲庭園，常會將西洋接骨木種在藥草園的外圍，作為整個庭園的「守護者」。就連它的英文名字 elder，都點出了它在庭園中有著「長老級」的地位。時值今日，西洋接骨木的花和漿果依舊是我們用來入藥和入菜的最佳食材，在庭園和北美的大部分溫帶地區，都可以發現它們的身影。西洋接骨木的好並非只有我們看見，它鮮嫩的枝葉也是鹿和麋鹿等草食動物的最愛，而且還有超過三十五種的本土鳥類會在夏季大啖它枝頭上的成熟漿果。在你的庭園周圍種棵西洋接骨木，你就可以觀賞到鳥兒成群來去的景象。

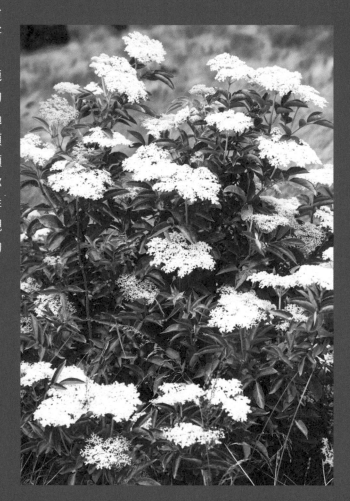

種植方式

西洋接骨木是一種多年生的大型灌木，最大可長到約 9 公尺高。它很容易種植，而且在合適的條件下，會快速地生長。西洋接骨木喜歡溼潤、肥沃的土壤，還有陽光充足但不會太曬的環境。在野外，西洋接骨木常會長在溪邊或農田的外圍，因為那裡有流水和肥沃的土壤。據說西洋接骨木的耐寒極限是耐寒區號 5 的地區，不過就算我住在耐寒區號 3 的地區，也能夠在做足冬季禦寒措施的情況下，讓它長得很好。西洋接骨木可以從種子種起，只是難度很高，扦插是比較簡單的栽植方式。栽種西洋接骨木時，請務必為它預留足夠的生長空間，或是把它種在你庭院的外圍，因為在對的環境下，它會長得很大！

藥用價值

西洋接骨木一簇簇的美麗花朵具有「發汗」（diaphoretic）功效，也就是說它們會促進排汗，此功效有助退燒。西洋接骨木的漿果能提升免疫力，常與紫錐菊一起使用在提升免疫力的感冒藥方中。西洋接骨木漿果也具有強大的抗病毒功效，所以對病毒性感染疾病的治療有很大的幫助，例如流感、單純疱疹和帶狀疱疹。它們還可用來治療上呼吸道感染。

西洋接骨木漿果可以製作成極佳的糖漿（配方請參見第 138 頁），以及香醇的美酒。它們也可以製作成可口的果醬、果凍和甜派。西洋接骨木的花也可以食用，而且很美味。我最

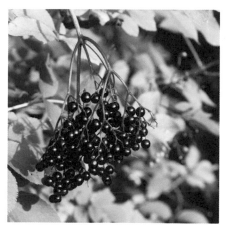

仲夏到夏末時分，西洋接骨木的漿果會如寶石般垂掛枝頭。收成它們的同時，也別忘了留一些給鳥兒和野生動物享用。

使用部位

花和漿果

重要成分

維生素 C、維生素 A、生物類黃酮（bioflavonoids）、類黃酮、酚類化合物、β - 胡蘿蔔素、鐵、鉀、植物固醇（phytosterol）

安全性

千萬不要大量生食西洋接骨木漿果，部分人可能會因此腸胃不適或腹瀉。

喜歡用炸餡餅的形式食用西洋接骨木花，把它們大而扁平的花冠浸入質地薄透的麵糊時，它們看起來就像是在麵糊中綻放；裹上一層麵衣，又油炸過的西洋接骨木花很適合搭配西洋接骨木果醬一塊品嚐，那個滋味實在是令人回味無窮！

好心漿果茶

這款用多種漿果泡製的茶飲，不但美味可口，還富含抗氧化劑，對心臟保健很有幫助，很適合天天飲用。

◆ 2 份乾燥的西洋接骨木漿果　　◆ 2 份乾燥玫瑰果（rose hip）

◆ 1 份乾燥藍莓　　　　　　　　◆ 1 乾燥山楂漿果

◆ 蜂蜜（非必要）　　　　　　　◆ 檸檬汁（非必要）

製作方式：

將所有的漿果和玫瑰果混在一起。按照第 29 頁的步驟，以每杯水配 1 湯匙混料的比例，沖泡茶湯。若你喜歡，還可以加入蜂蜜和少許檸檬汁提味。

使用方式：

每天一到兩次，每次喝 ½–1 杯，可滋補身體和守護心臟健康。

強心活血酊劑

這款酊劑使用了跟上述配方相同的漿果——還多加了有益心臟健康的菩提花（linden blossom），以及山楂的葉和花——是一款既美味又有益心臟健康的補品。就算你有使用心臟用藥，也可安心服用這款酊劑，因為它是「補品」，不是「藥品」。這款酊劑是運用它的營養成分強化心臟和循環系統的功能，達到養護心血管系統的功效。

◆ 2 份乾燥西洋接骨木漿果　　◆ 2 份乾燥菩提花

◆ 2 份乾燥玫瑰果　　　　　　◆ 1 份乾燥藍莓

◆ 1 份乾燥的山楂漿果、葉和花

◆ 80 proof 酒精（或未高溫滅菌的蘋果醋，或甘油）

製作方式：

按照第 40 頁的步驟製作酊劑。

使用方式：

每天兩到三次，每次 ¼–½ 茶匙的劑量，持續服用五天；然後暫停兩天，觀察一下身體的變化，再視狀況繼續依照這樣的規律服用數週，甚至是數月。

感冒退熱茶

這份配方所使用的藥草有助身體排汗，對退燒很有幫助。此款茶飲也可用來治療過敏、花粉熱和鼻塞等病症。

◆ 1 份西洋接骨木花

◆ 1 份胡椒薄荷葉

◆ 1 份西洋蓍草花和葉

製作方式：

按照第 29 頁的步驟，沖泡這些藥草；浸泡的時間請達到 45 分鐘，使茶湯散發濃郁的滋味。

使用方式：

視個人需求，全天候啜飲。

泌尿道養護茶

這是一款很棒的泌尿道保健茶飲，對容易泌尿道和膀胱感染的人很有幫助。

◆ 2 份西洋接骨木花

◆ 1 份繁縷頂部嫩枝

◆ 1 份西洋蒲公英葉

製作方式：

按照第 29 頁的步驟，沖泡這些藥草。

使用方式：

每天一到兩次，每次喝 ½–1 杯，可調理和滋補泌尿道系統。

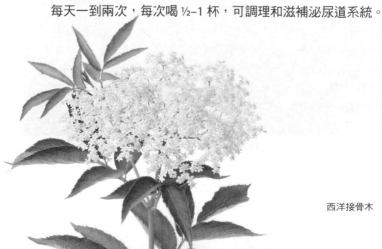

西洋接骨木漿果糖漿

這說不定是地球上最棒的西洋接骨木漿果糖漿配方。感謝我的朋友南西‧菲利浦斯（Nancy Phillips）和麥可‧菲利浦斯（Michael Phillips）夫婦，大方分享這份配方，他們也是《藥草師之路》（The Herbalist's Way，暫譯）一書的作者。西洋接骨木漿果糖漿不僅十分美味，還能幫你擋下感冒和流感，或縮短你受它們荼毒的時間。

◆ 2 夸脫新鮮的成熟西洋接骨木漿果

◆ ¼ 盎司現磨薑末

◆ ½ 茶匙粉狀丁香

◆ 蜂蜜

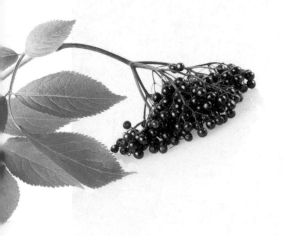

製作方式：

取一只大湯鍋，放入西洋接骨木漿果和 ¼ 杯水，小火慢燉到漿果軟爛。瀝除鍋中果泥，保留汁液。去除那些固體後，把汁液重新倒回鍋子。加入薑和丁香，不要蓋鍋蓋，繼續小火慢燉，煮到鍋中液體的體積變成原本的一半。將液體倒入量杯，記錄其體積後、倒回鍋中；然後加入等體積的蜂蜜，將兩者充分攪拌均勻。放涼後，即可裝罐保存。請冷藏保存，並在十二週內使用完它。

使用方式：

若要治療或對抗感冒和流感，請以一天數次，每次 1–2 湯匙的方式服用。

相關變化：

我曾經用乾燥的西洋接骨木漿果製作這款糖漿，雖然美味度不如原版，但功效還是相當不錯。將 1 夸脫的乾燥漿果和 2 夸脫的水放入鍋中，小火加熱它們（鍋蓋要微開，蒸氣才能散出），煮到鍋中水分減半。濾除鍋中的固形物，加入薑和丁香，繼續依上述方式燉煮。

添加西洋接骨木花的糖漿有發汗功效，能幫助你「出汗退燒」。待加入薑和丁香的汁液煮到剩一半的體積時，加入 ½ 杯的乾燥西洋接骨木花，蓋上鍋蓋，讓它們在滾燙的汁液裡浸泡 20 分鐘。然後濾除花朵，加入蜂蜜拌勻，即完成此款乾燥版糖漿。

北美黃蓮（Goldenseal/ 學名：*Hydrastis canadensis*）

　　在北美這塊大陸上，北美黃蓮（又稱為金印草）很可能是最萬用又最珍貴的植物之一，也是對北美醫學貢獻最大的植物之一。過去，北美黃蓮是美洲東岸的原住民廣泛使用的藥草，我們對它用途的大部分了解，也是來自這些原住民。北美黃蓮含有生物鹼（alkaloid）和苦味物質，是非常強大的抗感染藥草，所以每次我有感染的狀況時（不分體內、外），它都會是我優先使用的其中一種藥草。它的應用非常廣泛，舉凡皮膚感染、支氣管炎，甚至是腸胃不適等病症，都可以用它治療。

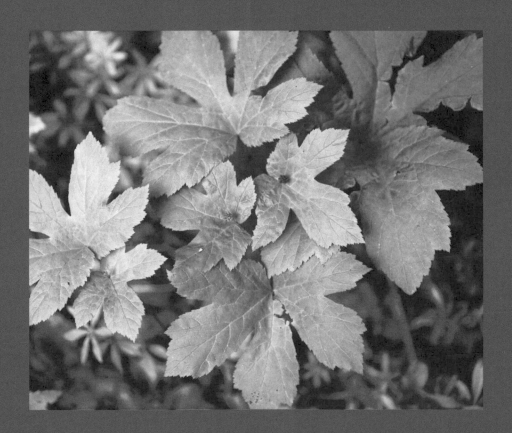

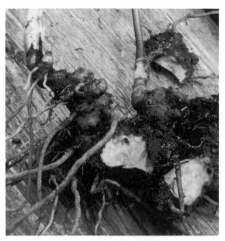

北美黃蓮小小的根莖裡，蘊藏著大大的能量，是北美藥效最強大的本土藥草之一。

由於北美黃蓮非常有效又好用，眾人對它的需求量十分龐大。然而，就在不久前，市面上絕大部分的北美黃蓮都還是採自野外，此舉也導致野生的北美黃蓮陷入了空前的生存危機。幸好，在非營利組織「聯合植物保護者組織」（請參見「相關資源」）和其他植物保育團體的努力下，現在已有專人大量栽植北美黃蓮，供給這龐大的需求量。購買北美黃蓮時，請你務必查明產品的來源標示，挑選標有「有機栽種」字樣的產品。或者，你也可以自己種。請千萬不要使用採自野外的北美黃蓮。

種植方式

北美黃蓮是一種生長緩慢的多年生植物，它對棲地有十分特別的要求。在大自然，它只生長在美國東部和加拿大成蔭的闊葉林中。一般來說，

只要你能盡可能仿造出這些森林提供的條件，就可以成功開闢出一片專屬於你的北美黃蓮園地。所以，它有哪些特別的要求呢？北美黃蓮喜歡富含腐質的土壤，土壤的酸鹼度要落在 pH 值 6-7 之間，而且至少要有 70% 的遮蔽。如果你的庭院裡有一棵高大年長的楓樹、白樺樹或山毛櫸，或許可以把北美黃蓮種在它的下方。種在長青樹和橡樹下的北美黃蓮不會長得很好，因為它們會降低土壤的 pH 值。從種子開始種植北美黃蓮是一件很困難的事，但可以做到，只是需要進行長達三個月的層積處理（stratification）先解除種子的休眠。不過，從根莖開始種植北美黃蓮就非常輕鬆了。你通常可以把根莖分成數

使用部位
根部和葉子（但根的藥效強大很多）

重要成分
北美黃蓮鹼（hydrastine）、小檗鹼（berberine）、樹脂、揮發油、類黃酮、綠原酸（chlorogenic acid）

安全性
大量或長期服用（超過三到四週）北美黃蓮，可能會對黏膜造成刺激，導致黏膜發炎。若你需要長期服用北美黃蓮，請以「服用三週，暫停一週」的規律服用它。萬一你使用北美黃蓮後，黏膜反而發炎得更厲害，請停止使用。

小塊，只要確保每一塊都有一個可抽出新芽的「芽眼」即可。在秋季種下這些根莖，每塊相隔約 15–20 公分的距離，埋入約 1.3 公分深的土坑。待北美黃蓮生長三年後，你就可以採收它的根部。

藥用價值

北美黃蓮被視為一種天然抗生素，常搭配紫錐菊一起使用，幫助對抗感染、感冒和流感。它對黏膜方面的感染特別有效，例如發生在呼吸道、消化道、皮膚和生殖等系統的黏膜感染。許多治療感染的藥品都有添加北美黃蓮，包括治療眼部感染（如結膜炎）的消毒洗眼液、陰道感染的灌洗劑（小心，萬一配方的比例沒拿捏好，可能會導致陰道乾澀）、口腔和牙齦疼痛的漱口水，以及治療溼疹和牛皮癬的外用藥膏。北美黃蓮的根部常被磨成粉、製作成敷料，用於治療皮膚感染、膿瘍和外傷。另外，由於北美黃蓮含有豐富的苦味化合物，所以它對肝臟、膀胱和消化問題方面的治療也很有幫助。

請注意！北美黃蓮的根部「非常」苦，通常大家會比較喜歡以酊劑或膠囊的形式服用它。

北美黃蓮軟膏

這款軟膏的消毒能力極佳，對治療皮膚感染和真菌感染（例如香港腳）很有幫助。

◆ 1 份粉狀墨西哥三齒拉瑞阿（chaparral）葉子
◆ 1 份粉狀北美黃蓮根部（有機栽種）
◆ 1 份粉狀沒藥樹膠脂
◆ 橄欖油
◆ 磨碎的蜂蠟

使用方式：
直接在患處抹上少量的北美黃蓮藥膏，並輕輕按摩該處，使藥膏充分滲入肌膚。每天重複兩到三次，或依你的需求調整塗抹頻率。

製作方式：
按照第 35 頁的步驟，做出這些藥草的浸泡油。再按照第 38 頁的步驟，把蜂蠟加入浸泡油，做出軟膏。

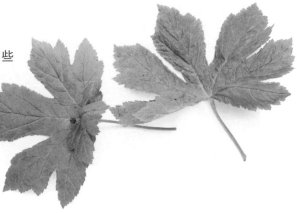

北美黃蓮洗眼液

這款洗眼液可用來治療眼部感染，例如結膜炎。

◆ 1 茶匙北美黃蓮根部（有機栽種）
◆ 1 茶匙藥蜀葵根部或榆樹（slippery elm）樹皮

製作方式：

用 ½ 杯的沸水沖泡藥草，蓋上杯蓋，靜置 45 分鐘到 1 小時。利用咖啡濾紙，或覆上一層棉布、網眼非常細的不鏽鋼濾網，徹底濾除藥草（一定要濾除所有的藥草顆粒，這是製作洗眼液的一大重點）。將過濾好的液體裝罐，冷藏存放，可保存三天。

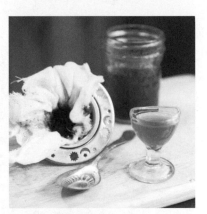

製作洗眼液時，一定要濾除液體中的所有藥草顆粒。

使用方式：

你可以用專門的洗眼杯，或一支可牢牢貼合眼部的湯匙來清洗眼睛。用冷冷的洗眼液洗眼，可減輕眼睛的腫脹；但通常用溫熱的洗眼液洗眼，感覺會比較舒服，能發揮更好的舒緩效果。若有需要，你可以在使用前，稍微加熱洗眼液。

在洗眼杯倒入約 1 湯匙的洗眼液，牢牢覆住眼部，接著以快速眨眼和/或保持眼睛張開、眼球到處轉動的方式（就像是要看往各個方向）清洗眼睛。丟棄使用過的洗眼液，洗淨洗眼杯，以相同的步驟清洗另一隻眼。

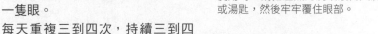

使用時，請把溫熱的洗眼液倒入洗眼杯或湯匙，然後牢牢覆住眼部。

每天重複三到四次，持續三到四天。萬一使用洗眼液的期間，眼部感染有變嚴重的情況，請立刻停止治療，並立即就醫。

北美黃蓮泥膏

北美黃蓮泥膏是對付毒橡樹、毒藤和蚊蟲叮咬的良藥。每到蚊蟲猖狂的夏季，我總是會裝一小罐的北美黃蓮泥膏，隨身攜帶。北美黃蓮、礦土和鹽都有吸附汙物的功效，胡椒薄荷精油則有鎮靜和緩解燒灼感和搔癢感的功效。

◆ 1 湯匙粉狀北美黃蓮根部（有機栽種）

◆ 1 湯匙綠礦土（green clay）或紅礦土（red clay）

◆ 1 湯匙「克勞斯醫師的外用酊劑」（非必要，配方請參見第 133 頁）

◆ ½ 茶匙海鹽（或凱爾特鹽，或其他富含礦物質的鹽）

◆ 5–10 滴胡椒薄荷精油

製作方式：

把北美黃蓮、礦土、外用酊劑（如果有準備）和鹽放到碗裡，與足量的水混成糊狀。加入胡椒薄荷精油，攪拌均勻。存放在密封罐中，此藥膏可保存數個月；如果它在保存期間變乾了，只需要再加點水，就可恢復原本的質地。

使用方式：

將泥膏直接塗抹於患處。塗抹的厚度會決定它吸附汙物的能力。一般來說，抹上一層輕薄的泥膏就很夠用了，但萬一這個用量無法改善你的皮疹或感染，就請你抹厚一些。

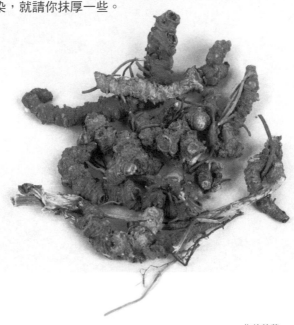

山楂（Hawthorn/ 學名：*Crataegus laevigata*）

　　山楂（學名彩葉山楂，通用名稱山楂）樹為世界各地的景觀增添了不少風采。
我的外婆從亞美尼亞（Armenia）來到這個國家後，在她住過的每個家的後院，
都種下了一棵山楂樹。此刻我家後院也種著一棵山楂樹，而且它也是那些樹的
後代之一；我準備要搬家的時候，從兒時住的農場挖走了一株小樹苗，讓它一
路隨著我從北加州來到了佛蒙特州。不過，一開始它活得並不好，因為北加州
的氣候宜人（耐寒區號 8），佛蒙特州卻相當寒冷（耐寒區號 3），但最終它
還是存活下來了，現在已在我的後院開枝散葉。

　　山楂很耐寒，還很長壽，可以活到二百歲以上。山楂的姿態多變，有的山楂
個頭矮小、枝條參差不齊；但在愛爾蘭和英格蘭的鄉村，你也能看到枝條濃密
到像座圍籬的山楂；或是在義大利的農村，也有猶如古老標本般，莊嚴挺立在
田野間的山楂。在這個國家，你看到的很多山楂，都是隨著我們的先人從「以
前的國家」，一起來到這塊土地的樹苗的後代。山楂的漿果很可口，常被製作
成美味的糖漿、果醬和果凍享用。當然，就跟山楂的花和葉一樣，山楂漿果也
是很好的良藥。

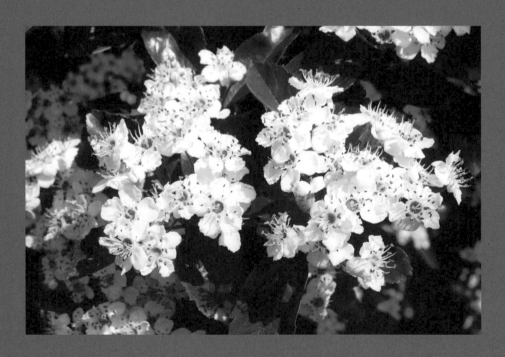

種植方式

山楂對生長條件的要求並不嚴苛，相當容易生長，只不過種植時，你還是要依據你所居住的環境，謹慎的選擇適合該生長條件的品種。另外，請務必記住，山楂的生長速度雖然很慢，但它可以活到一百歲以上。視品種而定，它有可能長成一叢低矮茂密的灌木，也可能長成一棵氣派典雅的樹木。山楂樹很漂亮，春天會開滿一簇簇的白色花朵，秋天則會結滿鮮紅的漿果（它們是鳥兒最愛的大餐）。

整體來說，不論是在陽光充足的森林邊界，或稍有遮蔽的密林裡，山楂都可以長得很好。它對土壤的酸鹼度也不太挑剔，但如果可以選擇，它會想在肥沃的鹼性土壤裡生長。雖然你通常可以在苗圃裡找到多種山楂幼苗，但山楂其實很會在自身周邊的土壤播種，所以通常可以在母株下方找到大量的山楂幼苗，而且這些幼苗也很容易移植到新的地方。

藥用價值

山楂被認為是有益心臟的上等藥草。它的漿果、葉子和花朵，都含有豐富的生物類黃酮、抗氧化劑和原花青素（procyanidin），可滋補和調理心臟。山楂還有舒張動脈和靜脈的功效，可使血液更順暢地流動，緩解心血管的束縛和阻塞。山楂在強化心臟肌肉的同時，還有助調節血壓和維持膽固醇的狀態，使兩者趨於健康數

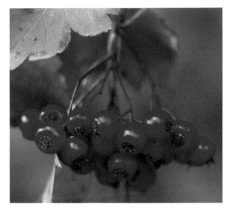

山楂有很多品種，但到了夏末，它們都會結出一串串的鮮紅漿果。

使用部位

果實、花朵、葉子和嫩枝

重要成分

類黃酮、維生素 B、維生素 C、膽鹼（choline）、乙醯膽鹼（acetylcholine）、槲皮素（quercitin）、三萜類、山楂精（crategin）、蘆丁（rutin）、原花青素

安全性

大部分的自然療法醫師和藥草師都認為，就算你正在服用對抗療法（常規醫學）的心臟藥物，也可安心使用山楂製劑，因為它是以滋補和支持人體的方式發揮功效，而非像藥物那般，是靠化學反應改變人體的運作。不過，假如你有服用心臟藥物，在嘗試山楂或任何其他的藥方前（不論它是屬於常規醫學或藥草醫學），都請你先與醫師確認此舉是否合適（但願這位醫師對藥草醫學沒有任何偏見）。

值。山楂不僅可有效預防心臟問題，在治療高血壓、低血壓、心臟疾病、水腫、心絞痛和心律不整等方面，亦表現出色。（由於山楂沒有累積作用、不會囤積於人體，所以在用山楂滋補心臟時，一定要頻繁定期服用。）

山楂也有助穩定膠原蛋白，以及修復韌帶、肌腱和肌肉，可支持它們保持健康。山楂更是強化微血管的高手，對容易瘀青的人而言，它可是非常有用的好物。如果你就是這樣的人，可以試著服用山楂的酊劑、茶飲或膠囊三到四週，看看它是否能減低你瘀青的機會。

山楂這個有益心臟的草藥，也是我陷入深沉的憂傷時，最喜歡的解憂良方。失去常會引發強烈的悲傷，這時候喝一杯用山楂搭配香蜂草、尖端沁出乳白汁液的燕麥穗，以及聖約翰草泡製出的茶飲，對撫平這股情緒很有幫助。

解憂茶

這是療癒深層憂傷和失落感的良方，也是對付季節性情緒失調（seasonal affective disorder，簡稱 SAD，因缺乏陽光的漫長冬季產生的憂鬱和嗜睡感）的好方法。

◆ 2 份山楂的葉子、花朵和漿果
◆ 1 份青燕麥穗（green oat top，剛剛成熟、尖端沁出乳白汁液的燕麥穗）
◆ 1 份香蜂草
◆ 1 份聖約翰草的花朵和葉子
◆ 蜂蜜或甜菊糖（非必要）

製作方式：
按照第 29 頁的步驟，沖泡這些藥草。若你喜歡，可以加些蜂蜜和甜菊糖增添甜味。

使用方式：
每天飲用 3–4 杯，直到你的心再次充滿快樂和希望。

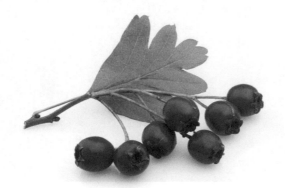

養心佐料

這個美味的「佐料」是一款有益心臟健康的調味料，可以撒在各式料理中提味，例如麥片、肉桂吐司、水果沙拉和奶昔等。把它裝到瓶蓋有孔洞的小調味罐裡，放在餐桌上隨時取用。

◆ 2 份粉狀山楂漿果

◆ 1 份粉狀肉桂

◆ ½ 份粉狀薑

◆ ⅛ 份粉狀小荳蔻

製作方式：
把所有粉末混在一起，裝入調味罐，擺放在餐桌上。

使用方式：
撒在任何可用它增添風味的食物上。

山楂強心丸

它是一款美味的強心補品。

◆ 2 份粉狀山楂漿果

◆ 1 份粉狀肉桂

◆ 1 份粉狀菩提花

◆ ¼ 份粉狀薑

◆ ⅛ 份粉狀小荳蔻

◆ 蜂蜜或楓糖漿（當作甜味劑）

◆ 角豆粉或可可粉（當作增稠劑）

製作方式：
按照第 43 頁的步驟，把這些材料製作成藥草丸。

使用方式：
每天服用 1–2 粒。

全植株山楂酊劑

對那些覺得自己忙到沒空喝口茶的人來說，山楂酊劑是極佳的後援，能讓他們在日常中用最少的時間和力氣，吃進這個有益心臟的滋補草藥。

製作方式：

≫ 在春天，採摘新鮮的山楂嫩葉，並將它們鬆散地裝入一夸脫的廣口玻璃瓶，然後加入足量的 80 proof 酒精（白蘭地、伏特加或琴酒），淹過葉子約 5–7.5 公分。把玻璃罐放在溫暖的地方，而且每天都要搖一搖瓶身。

≫ 進入花季後，在山楂花剛開始綻放之際，採摘一把花朵，並將它們加入先前的玻璃罐。有需要的話，可以再往罐裡加點酒精，使酒精保持在淹過罐中藥草約 5–7.5 公分的狀態。

≫ 到了秋天，採摘一把成熟、鮮紅的山楂漿果，加入先前的玻璃罐，並視狀況補足罐中的酒精。讓此酊劑浸漬（浸泡）四到六週，每天都要搖一搖瓶身。然後濾除藥草，將完成的酊劑液裝罐。

使用方式：

把它當作強心補品來使用，以每天一到兩次，每次 1 茶匙的方式，持續服用三到四週。然後暫停一週，觀察一下身體的變化，再視狀況繼續依照這樣的規律服用它。

相關變化：

雖然我比較喜歡用新鮮的山楂做酊劑，但你也可以用乾燥的山楂葉、山楂花和山楂漿果，輕鬆做出這款酊劑。你只需要向值得信賴的商家購買它們，然後全部放入一夸脫的廣口瓶，用 80 proof 酒精淹過它們。把玻璃罐放在溫暖、陽光充足的地方，讓瓶中的藥草浸泡四到六週，且每天都要搖一搖瓶身，促進活性物質的釋放。最後濾除藥草，將完成的酊劑液裝罐。

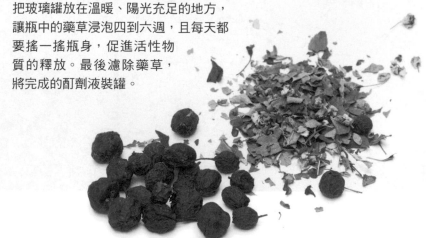

薰衣草（Lavender/ 學名：*Lavandula officinalis*、*L. angustifolia*）

　　沒有薰衣草的世界會變成什麼樣子呢？最顯而易見的，就是這個世界會少了一抹療癒的色彩和香氣。薰衣草是一種美麗、芬芳又耐寒的植物，它討喜的花穗和香氣，總是可以為每一座庭園營造出美好的空間。薰衣草的美不只深深吸引著人類，就連蜜蜂和蝴蝶也難以招架它的魅力；只要有它生長地方，大家就會情不自禁地蜂擁而至。更重要的是，薰衣草不只美麗，還具備豐富的藥用價值，而且在每一個人的「日常必備藥草」名單中，它的排名幾乎都名列前茅。

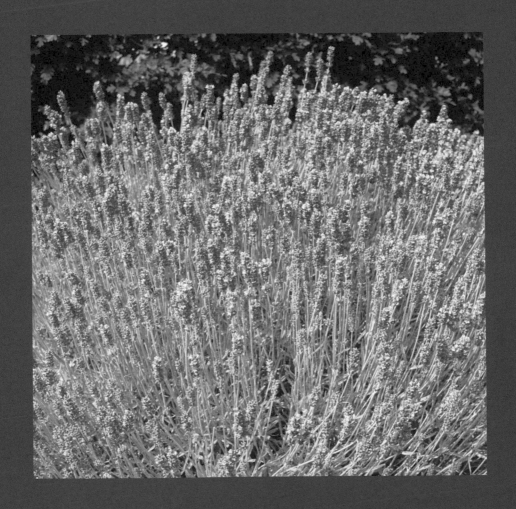

種植方式

在耐寒區號 5 到 8 的地區，薰衣草都很容易生長，但前提是，要把它種在陽光充足、溫暖的地方，還有排水良好的土壤裡。你在想像薰衣草適合的自然生長環境時，可以想想南法和地中海地區。薰衣草可以忍受稍有遮蔽的環境，但它喜歡陽光普照的地方；它也可以忍受寒冷，但在比較寒冷的地區，你還是需要替它做足冬季禦寒措施。

關於哪一個品種的薰衣草藥用價值最高，還有適合用在哪些地方，眾人一直爭論不休。不過就整體來說，狹葉薰衣草（*L. officinalis* 和 *L. angustifolia*，或稱真正薰衣草）的藥用價值最受到推崇。我居住在耐寒區號 3 的地區，庭園裡能種植的植物種類相當有限，可是我發現，目前已有人培育出數種比較耐寒的薰衣草品種——例如「希德寇特」（Hidcote）、「孟斯泰德」（Munstead）和「葛羅索」（Grosso），據說它們可在耐寒區號 4 的地區生長。依我個人的經驗，希德寇特和孟斯泰德都有在我的庭園裡成功生存下來。它們沒有長得特別好，但只要我們有用充足的積雪保護它們的根部，每一年它們都會再次恢復生氣。雖然相較於其他品種，大家可能比較不推崇這些人工育種的薰衣草的藥用價值，但我還是比較習慣使用自家庭院裡種出來的藥草。

如果你是個擅長園藝的人，或許可以挑戰看看從種子開始種植薰衣草，

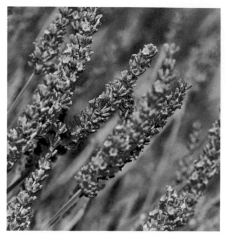

薰衣草有很多品種，但每一種都能用其獨特的魅力和美麗，為庭園增添風采。

不過這番嘗試大概會令人有點洩氣。薰衣草可能需要花好幾週的時間才能發芽，而且就算你夠幸運，盼到了它們萌芽，它們的發芽率通常也不會超過 50%。如果你是園藝新手，我建議你，直接到當地的苗圃買三到四株健康的薰衣草；等它們在你的園裡茁壯，再用扦插或壓條的方式擴大薰衣草的數量。

視你種植的品種而定，薰衣草可以長得很大。因此，你在種植薰衣草時，請讓每株植株至少相隔 30–60 公分的距離，或是根據該品種的種植建議安排它們的間距。它們生長的土壤必須要有良好的排水能力，且略帶沙質的質地，**酸鹼度則最好落在 pH 值 6.4–8 之間**。雖然薰衣草也喜歡偶爾泡泡水，但千萬不要過度澆水。請你再次想想地中海地區，那裡的氣候炎熱、日照長，只會偶爾下雨。另外，萬一你所住的地方，氣溫掉到華氏

20 度（約攝氏 -7 度）以下，你或許就需要為薰衣草覆蓋禦寒物，幫助它們挺過寒冬。

為了收成到最高品質的薰衣草花，請在它們的花苞剛開的時候，就採收花朵。大部分的人都太晚採收了。如果你等到它們的花苞全開時才採收，它們的藥性和藥效都會大打折扣。

藥用價值

薰衣草有強大的放鬆、鎮定和提神功效。它是溫和的抗憂鬱劑，有助排解抑鬱和憂愁；搭配小白菊（ferverfew），還有助緩解偏頭痛和頭痛。薰衣草是最適合用來泡澡的藥草，可舒緩緊繃、壓力和失眠。如果你歷經了漫長又充滿壓力的一天，可

以試著泡個薰衣草浴：在水裡滴幾滴薰衣草精油，或是抓一把薰衣草花，裝在棉布袋裡綁緊，放入泡澡水。你馬上就會感覺比較舒服。沒有時間泡澡嗎？那麼你也可以在手上滴 2-3 滴薰衣草精油，然後按摩你的頸背、頭部和雙足，舒緩一天的疲憊。甚至，你還可以依照以下配方，自製一款可平靜身心的按摩油：在 4 盎司的植物或堅果油裡（葡萄籽油、杏仁油和杏桃油都很適合），添加 8–10 滴的薰衣草精油。

過去，薰衣草被當作一種可用來提振勇氣和力量的藥草，即便到了現在，它仍然是身處高壓情境下的人，用來強化身心的最佳幫手。許多女性會在分娩的時候用到它。在手上滴一、兩滴薰衣草精油，直接塗抹在產程中的媽媽的雙足和 / 或背部；或是在她的下背部敷上一塊溫熱的薰衣草花敷劑，都可稍微舒緩她的痛苦。傳統習俗上，眾人在嬰兒剛誕生時，也會用薰衣草為其沐浴，歡迎他或她來到這個世界。在今日，這個習俗似乎顯得格外重要，因為現在的孩子與大自然之間的關係往往相當疏遠。

以前的人還會用薰衣草來抗菌、抗真菌和消毒，此刻也已有大量的臨床研究證實，它確實有這些功效。薰衣草可以有效治療多種感染，包括葡萄球菌、鏈球菌、感冒和流感。單獨使用，或搭配茶樹精油使用，它可以直接塗抹在皮膚或指甲上，治療癬和灰指甲等真菌感染；或者，它也可以調製成治療酵母菌感染的灌洗劑。薰衣

使用部位
花朵為主，但葉子也很有用

重要成分
類黃酮、芳樟醇（linalool）、桉葉油醇（eucalyptol）、檸檬烯（limonene）、香豆素、單寧

安全性
就整體來看，大家都認為薰衣草是一種安全無虞的藥草，只建議孕婦要避免大量服用。

草的消毒功效很出名，可有效消毒和治療擦傷、外傷和燒燙傷。

薰衣草也是一種廣為大眾接受的抗痙攣藥草，常出現在改善消化不良的腸胃藥裡，而且對舒緩腹部肌肉痙攣特別有幫助（有時這類痙攣是腸躁症和克隆氏症所致）。

可製作成各種藥用製劑的薰衣草花，用途已經相當廣泛，但薰衣草精油更是萬用，常被稱做「萬能急救箱」。這款芬芳的精油蘊藏著龐大的能量，每次我外出旅行，都一定都會帶上它，因為我發現它在許多情況下都派得上用場。我常會在漫遊一整天後，在溫熱的泡澡水裡加幾滴薰衣草精油。當我乘坐的飛機在空中晃動，我會快速打開裝著它的小瓶子，深吸一口氣，頓時就會覺得自己變得比較平靜。到流感肆虐的地區旅遊時，我會用它消毒門把和杯子。我還親眼見證過它對燒燙傷展現的魔力：不只可以緩解疼痛，還有助消毒和癒合傷口。另外，被蜜蜂螫咬或蚊蟲叮咬時，它也能發揮神奇的止痛功效。

沒錯，我是對這些充滿療癒力的植物有著強烈的熱情，但薰衣草的價值已被眾人看見數個世紀之久，所以我當然要細數它的優點，為它的美好大力喝采。

薰衣草眼枕

這些眼枕非常討人喜歡，它們不但可以舒緩眼睛的疲勞，還可以幫助旅行者和睡眠不好的人睡個好覺。如果你必須搭紅眼班機，它們會是你很好的旅行夥伴。認識我的人都知道，我曾經在嘈雜的機艙內睡了整晚，直到在飛機落地時，才精神飽滿的醒來，而且我的薰衣草眼枕依然安穩地覆在我的眼部！

製作方式：
裁切一塊光滑、柔軟的長方形布料（最好是絲綢或柔軟的棉布），尺寸大概是長約 25 公分，寬約 12.5 公分。將布料的長邊對摺，縫合其中的三邊，只留下一個開口。縫好枕袋後，翻面，如此一來，那三邊的縫線就會藏在裡面，然後填入乾燥的薰衣草花。請不要把枕袋塞太滿，否則眼枕會無法貼合你眼部的輪廓。
薰衣草花本身的香氣通常都很足，但如果你想要香氣再濃郁些，可以在枕頭上再滴個幾滴薰衣草精油，然後才縫合袋口。

使用方式：
將眼枕覆蓋在眼睛上，放鬆的躺著。想讓這個眼枕發揮更好的功效，在家使用時，可以先用烤箱或微波爐稍微加熱（但一定要注意溫度，以免燙傷！），再把溫熱的眼枕敷在眼睛、脖子或下背部。

消毒鎮靜薰衣草噴劑

這款有消毒和鎮靜功效的薰衣草噴劑，不但安全無虞，味道還十分討喜！
難怪它們會如此大受歡迎。

◆ 7 湯匙水

◆ 1 湯匙伏特加或金縷梅萃取液（witch hazel extract）

◆ 5-10 滴薰衣草精油

◆ 1 個（4 盎司）噴霧瓶

製作方式：
把水、伏特加和精油裝入噴霧瓶，混勻。

使用方式：
使用前請搖勻，因為靜置後，精油會浮於上層。在你需要一點平靜的時
刻，使用這款薰衣草噴劑；你可以將它噴灑在你的車子、臥室或浴室等
處。薰衣草亦是很強大的消毒劑，所以你也可以把它當成消毒噴劑使用，
用它消毒雙手、浴廁或飯店房間。

薰衣草香蜂草安神茶

如果你想要放鬆緊繃的神經，可以試試這款茶飲。它在常溫或冰鎮過的
情況下，喝起來特別美味。

製作方式：
按照第 29 頁的步驟，沖泡 1 夸脫的特濃薰衣草茶，和 1 夸脫的特濃香蜂
草茶。配置 2 夸脫的新鮮檸檬水（按你的口味調整檸檬、蜂蜜和水的比
例）。將檸檬水和兩款茶湯相混，攪拌均勻。

使用方式：
依你的需求盡情飲用。

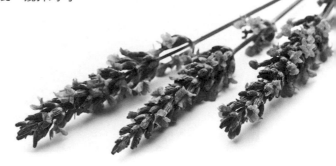

薰衣草小白菊偏頭痛酊劑

你不一定要使用花菱草，但我推薦你使用。如果能同時加入花菱草的種子、葉和花是最好，但如果你無法取得所有的材料，只加入種子也能發揮功效。

◆ 1 份花菱草（california poppy，也稱加州罌粟，包括其種子、葉和花）
◆ 1 份小白菊葉
◆ 1 份薰衣草花苞
◆ 80 proof 酒精（或未高溫滅菌的蘋果醋，或甘油）

製作方式：

按照第 40 頁的步驟製作酊劑。

使用方式：

治療長期且頻繁的偏頭痛，請以每天兩次，每次 ½ 茶匙的方式，持續服用一段時間，但最多只能連續服用三個月。然後暫停三到四週，觀察一下身體的變化，再視狀況繼續依照這樣的規律服用它。用於急性的情況（例如偏頭痛或頭痛發生當下），則每 20–30 分鐘服用 ¼ 茶匙，最多只能連續服用 2 小時。

小叮嚀：女性在經期期間應該暫停服用這款酊劑，因為它會促進出血。事實上，小白菊有時候會被當作催經藥使用。

緩解頭痛

下一次頭痛來找你的時候，你可以試試這套老派卻有用的「薰衣草療法」：服用幾滴偏頭痛酊劑，然後泡一個熱呼呼的薰衣草足浴（在熱水裡加幾滴薰衣草精油），並在頸背處抹上一、兩滴薰衣草精油，緩緩按摩該處；接著，用薰衣草眼枕（請參見第 152 頁）覆蓋雙眼，持續 10–15 分鐘。如果你還可以找個朋友，請他用薰衣草按摩油（請參見第 155 頁）幫你按摩雙足，使你能夠舒適的坐在沙發上，安穩的敷著溫熱的眼枕，那就更好了。

安神薰衣草按摩油

這款薰衣草按摩油的製作非常快速又簡單,只需要將精油加入「固定油」(或譯不揮發油,這個專業術語是指植物、堅果或種子油這類的油品,與蒸餾植物所得的「精油」或「揮發油」不同)。不過,為了讓它的藥用價值更上一層樓,此配方也加入了薰衣草的花朵。

◆ 1½ 盎司乾燥的薰衣草花苞

◆ 4 盎司植物、堅果或種子油(杏桃核仁油、杏仁油、葡萄籽油,或混搭它們)

◆ 5–10 滴薰衣草精油

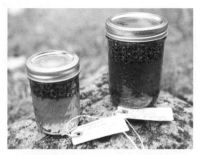

這款按摩油所用的乾燥薰衣草花可浸泡二到三週。

製作方式:

在 1 夸脫的廣口玻璃瓶裡,放入薰衣草花苞。倒入固定油,淹過花苞,蓋上瓶蓋,放在溫暖、陽光充足的地方,靜置二到三週。(如果你想縮短這個過程所需的時間,也可以用隔水加熱的方式,小火加熱油和花苞 45 分鐘到 1 小時。)濾除油裡的花苞後,一滴一滴地慢慢加入精油,待油散發出符合你喜好的味道,即可裝罐。存放在陰涼處,至少可保存六個月。

使用方式:

在床邊擺一小罐,把它當作睡前的按摩油;在浴室也放一小罐,把它當作放鬆身心的按摩油,或是洗完熱水澡的身體油。

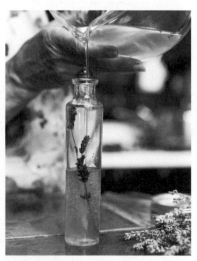

若想讓按摩油的成品看起來更加賞心悅目,可以在裝罐時,放入一、兩枝乾燥的薰衣草花穗。

香蜂草（Lemon Balm/ 學名：*Melissa officinalis*）

　　很少有植物這麼美味，療效又這麼好。從香蜂草（別名蜜蜂草）的種名 officinalis[1] 就點出了，長久以來，它一直是受到藥草師認可的「正式」藥草。它的屬名 Melissa 是源自 melisso-phyllon 一詞，在希臘文有「蜂葉」的意思。任何一個有種過香蜂草的人都知道，蜜蜂非常喜歡這種植物，你甚至會覺得它隨著環繞著它的蜜蜂嗡嗡作響。在龐大的薄荷家族中，香蜂草被視為是最重要的成員之一，它把自己強大的藥用價值都隱藏在香甜的葉子裡。它可用來治療心臟疾病（和心臟疼痛）、憂鬱和焦慮、神經失調，以及各種病毒和細菌感染疾病。

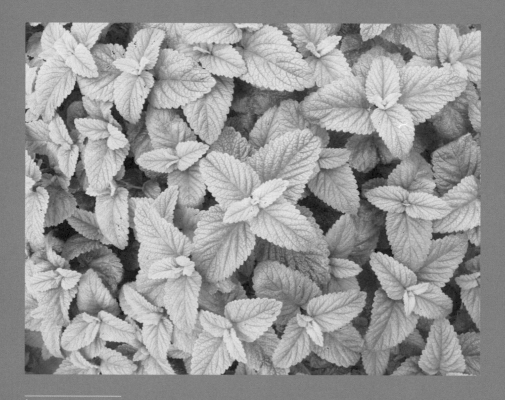

---

[1]　植物拉丁學名如果有出現 officinalis 這個字，即有正式的、官方的以及藥用的涵義。——編註。

種植方式

香蜂草是一種生長快速的多年生植物，可以在耐寒區號 4 到 9 的地區生長，但在較寒冷的地區，它也可以用一年生的形式生存。它很容易自行播種，所以一旦你成功栽種幾株植株，它應該就會自顧自地擴大自己的勢力範圍。香蜂草喜歡溼潤但排水良好的土壤，以及稍有遮蔭的生長環境，不過在陽光普照的地方它也能長得很好。如果你打算把它種在庭院裡，請在秋季直接將它的種子撒入土壤；如果打算把它種在室內，春天就可以開始播種。

香蜂草總是會給庭園的訪客留下印象深刻，但不是因為它有引人注目的外貌，或是令人驚豔的花朵（它在這兩方面的表現都相當普通），而是因為它令人無法抵抗的香氣和味道。把它種植在訪客能輕易摸到它，或伸手採摘它的地方，這樣他們就可以隨手拈下它的葉子，嚐嚐它的滋味。在香蜂草的生長季期間，你隨時都可以收成它的葉子，但是在它開花之前採收下來的葉子，風味會比較濃郁。等到它開始開花後，把它的花剪掉，就可以收成到第二批風味濃郁的葉子。這些葉子即便是乾燥後，都能保有完美的香氣。（乾燥步驟請參見第 19 頁。）

藥用價值

「對大腦而言，香蜂草是至高無上的存在，它不但能強化記憶力，

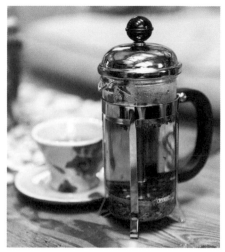

法式濾壓壺很適合沖泡藥草茶。

使用部位
植物的地上部分；葉子含有豐富的揮發油

重要成分
檸檬醛、香茅醛、單寧、苦味物質、多酚類（polyphenol）、維生素 C、鈣、鎂、兒茶素（catechin）、樹脂、類黃酮

安全性
香蜂草被視為是一種甲狀腺抑制劑，所以有甲狀腺功能低下問題的人，一定要在醫療專業人員的指導下使用它。

還能有效驅逐憂鬱。」一六〇〇年代，知名的藥草師約翰・伊夫林（John Evelyn）寫下了這段話。文藝復興時代的醫學家帕拉塞爾蘇斯（Paracelsus），甚至將香蜂草譽為

「長生不老藥」；古羅馬時期的希臘醫生迪奧斯科里德斯（Dioscorides），則用它來「安定心神」。值得注意是，這些有著豐富應用歷史的藥草，其功效往往可以得到現代科學的支持。就香蜂草來說，已有多項現代研究證實，它含有豐富的揮發油，尤其是在檸檬醛（citral）和香茅醛（citronellal）的部分，它們的抗痙攣特性有助安定神經和消化系統。用香蜂草和洋甘菊泡製的茶飲，是舒緩腸胃不適和撫平衰弱神經的良藥。它也是溫和的鎮定劑，對悲痛和哀傷所引發的失眠特別有幫助；用香蜂草、西番蓮（passionflower）和少量的薰衣草花苞沖泡茶飲，睡前幾個小時飲用一到兩杯。

香蜂草是治療頭痛和憂鬱時，常使用到的藥草，我的解憂茶（請參見第146頁）就有使用它。這款茶飲很美味，是由香蜂草、聖約翰草、燕麥和山楂（漿果、花朵和葉子）沖泡而成；它不僅可為悲傷的心帶來一線快樂和希望，也是治療季節性情緒失調的良方。香蜂草是一款很受孩子歡迎的藥草。它可以讓躁動的孩子平靜下來，是治療注意力缺乏症（ADD）和注意力不足過動症（ADHD）的好幫手。它對老是做惡夢的孩子，也有很好的安撫效果；僅僅是在睡前少量服用，就可看見效果。如果你想幫助孩子在夜裡睡得更加安穩，還可以先給他泡個暖呼呼的洋甘菊浴，然後用薰衣草按摩油輕柔地為他按摩，最後再於睡前給他服用一湯匙的無酒精香蜂草酊劑（用甘油製作）。

香蜂草除了有安撫和鎮定的功效，其含量豐富的多酚，也賦予了它強大的抗病毒能力；而這個能力也說明了，它可有效對抗單純疱疹和帶狀疱

延年益壽的香蜂草

阿黛爾·道森（Adele Dawson）我最敬愛的藥草老師和忘年之交之一，她是香蜂草的忠實粉絲，在自家庭園裡種了大量的香蜂草。我帶著跟我學習藥草的學生造訪她家時，她總會站在門口、捧著托盤迎接我們，然後要我們一人拿一杯托盤上的飲品；這些盛裝在玻璃杯中，閃耀著綠色光澤的液體，正是她最喜歡的日常「保健品」。這款飲品的配方比例是：一把香蜂草的葉子搭上少許琉璃苣（borage）的葉子、切成薄片的檸檬和柳橙、一小杯干邑白蘭地（Cognac）、半杯蜂蜜、一瓶紅葡萄酒，一品脫的氣泡礦泉水（seltzer water）。然後用足夠的冰塊冰鎮，濾除固形物，加入一些琉璃苣的星狀藍色小花裝飾。

十三世紀的格拉摩根王子盧埃林（Llewelyn），每天都會喝一杯香蜂草茶，據說他活到了一〇八歲，而阿黛爾後來也健健康康的活到九十多歲。

疹的一部分原因。藥草師常會把香蜂草和光果甘草搭在一起，因為它們聯手時，可對難纏的疱疹病毒發揮特別好的療效。

滋味十分可口的香蜂草，常被泡成茶飲品嚐，但它的好味道其實也很適合拿來入菜。在沙拉、湯品、麥穀片或奶昔裡，加一點美味的香蜂草葉，可以為這些料理增添一抹清新的檸檬味。香蜂草也可以製作成極美味的酊劑。試試用甘油製成的無酒精香蜂草酊劑，它可以撫慰每一個人的心。

加爾慕羅水

加爾慕羅水（Carmelite water）這款以香蜂草為基底的飲品，最初是在十七世紀，由加爾慕羅修會的修女調製的，它的配方一度是個祕密。今日，市面上販售的加爾慕羅水有很多種版本，有的甚至沒有香蜂草這個成分。加爾慕羅水可用來幫助消化，也可當作溫和的補品。

◆ 3 份香蜂草葉
◆ ½ 份香菜籽
◆ ¼ 份肉荳蔻
◆ 蜂蜜（非必要）
◆ 1 份歐白芷（angelica）根
◆ ½ 份檸檬皮
◆ 80 proof 白蘭地

製作方式：
按照第 40 頁的步驟，把藥草和白蘭地製作成酊劑。如果你喜歡，裝瓶前，還可以在酊劑裡額外拌入一些溫熱的蜂蜜（比例是每 1 夸脫酊劑加 ¼ 杯蜂蜜）。

使用方式：
把它當作餐前開胃酒飲用，晚餐前喝一小杯，可放鬆身心、幫助消化。

整腸健胃茶

實際上，對任何一個因緊張不安而腸胃不適的人來說，這款茶飲都很有幫助，但在這些人當中，它又對嬰兒和長者特別有幫助。

◆ 3 份香蜂草葉　　◆ 2 份洋甘菊花　　◆ 1 份蒔蘿籽和葉

製作方式：
按照第 29 頁的步驟，沖泡這些藥草。

使用方式：
用於有腸絞痛的嬰兒，請在餵奶或餵食前，給予 1–2 茶匙的茶湯。用於成人，則視其需求飲用。

無酒精香蜂草酊劑

這款酊劑大概會是你喝過的所有酊劑中，味道最好的一款，而且它的放鬆和鎮靜效果極佳！它的味道幾乎跟甜酒一樣，但不含酒精，所以很適合當作餐後酒，可以讓席間的孩童和不沾酒的人也一起同樂。

製作方式：

在廣口玻璃瓶裡放滿香蜂草的葉子。以 3 份甘油和 1 份水的比例調配溶劑，然後將它倒滿玻璃罐。蓋上瓶蓋，把玻璃罐放在溫暖處三到四週。瀝除藥草後，將液體裝罐。室溫存放，此酊劑可保存至少數個月。

使用方式：

用於成人，請視需求服用 ½–1 茶匙。用於兒童，請根據其身形和體重調整劑量（孩童的劑量表請參見第 48 頁）。

香蜂草浴

香蜂草浴兼具放鬆和提振的功效，可用來驅趕「負能量」、振奮精神，或是單純提供一個美好的泡澡時光。
◆ 2 份新鮮或乾燥香蜂草葉
◆ 1 份洋甘菊花
◆ 1 份薰衣草花苞
◆ 1 份玫瑰花瓣

製作方式：

將所有藥草混在一起。混勻後裝入大棉布袋、特大的茶包袋或是舊絲襪裡，然後直接綁在浴缸的水龍頭上。打開水龍頭，以熱水（水溫愈熱愈好）直沖藥草包數分鐘，直到浴缸裡半滿。之後移除藥草包，依照你的需求調整水溫，並將浴缸注滿水。

使用方式：

至少泡 30 分鐘。如果你有把裝有藥草的棉布袋綁緊，可以一邊泡澡，一邊用它輕輕按摩你的身體。出浴後，擦乾身體，然後用薰衣草按摩油（請參見第 155 頁）輕柔按摩全身，為這整個撫慰身心的療程畫下句點。

光果甘草 (Licorice/ 學名： *Glycyrrhiza glabra*)

　　光果甘草根的甜使它成為長紅數個世代的知名糖果。這也難怪，因為光果甘草比砂糖甜五十倍！然而，讓光果甘草這這麼甜的，可不是糖，而是甘草酸（glycyrrhizic acid）。甘草酸對光果甘草驚人的藥用價值也有一定程度的貢獻，因為它被胃部分解後，會在人體產生近似於氫羥腎上腺皮質素和皮質類固醇的抗發炎和抗關節炎功效。當然，光果甘草的藥用價值絕對不只是一個化學物質的功勞，否則我們會將它稱之為藥物，而非藥草。光果甘草的藥用價值是出於多種化合物的相互合作，例如黏質（可舒緩發炎和受刺激組織）、植物激素（phytohormone，可藉由提供內分泌系統「建材」，來幫助人體激素作用），以及抗病毒劑（可有效擊退單純疱疹和帶狀疱疹這類的感染疾病）等。

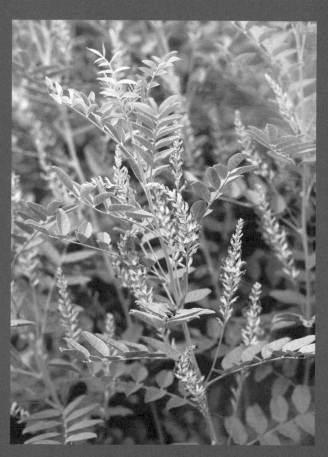

種植方式

光果甘草是多年生草本植物，可在耐寒區號 7 到 10 的地區生長。不過住在 3 區的我，在自家的庭園裡也成功種了幾株光果甘草，證明在更寒冷的條件下，它其實也能夠健康生長，只不過不會長得很茂盛就是了。就整體來說，光果甘草算是另一種「地中海藥用植物」，它喜歡炎熱的氣候，以及陽光充足或稍有遮蔽的生長環境。它喜歡酸鹼度落在 pH 值 6-8 之間，且帶點沙質的土壤。屬於豆科（Leguminosae）家族的光果甘草，就跟它的所有家族成員一樣，會把空氣中的氮「固定」到土壤裡。它的種子很容易發芽，植株也長很快，一下子就能長得很大、很繁盛。在庭園裡陽光充足的地方種植光果甘草時，請讓每株光果甘草之間相隔約 45-60 公分。種子尚未發芽和幼苗尚未茁壯之前，土壤都要一直保持溼潤。光果甘草需要生長幾年的時間，才能夠形成完整的藥性；收成它根部的最佳時機，是它生長到第三年或第四年的秋天（過了第四年，它的根大多會變得木質化且堅韌）。採收後，把新鮮的光果甘草根切片或切碎，乾燥（步驟請參見第 19 頁），即可放入玻璃密封罐保存。

藥用價值

光果甘草是歷史上最有名氣的藥草

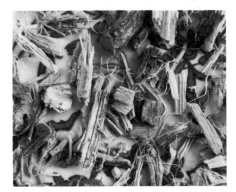

光果甘草根的自然甜味能讓不太好喝的藥草茶變得比較好入口。

使用部位

根

重要成分

甘草酸、植物雌激素（phytoestrogen）、香豆素、類黃酮、精油、多醣

安全性

甘草酸會導致鈉滯留和鉀流失，從而對心臟和腎臟造成壓力。因此，有心臟和／或腎臟狀況不佳徵兆的人，例如高血壓、水腫和心悸等，一定要在醫療專業人員的指導下使用它。

之一，世界各地都有人借重它鎮靜、抗病毒和抗發炎的特性，緩解各種病症。它是舒緩受刺激或發炎組織的最佳藥草，適用於喉嚨痛、支氣管炎和腸胃不適等。它對胃潰瘍和腸道潰瘍的幫助也非常大。我外婆最愛的胃潰

瘍藥方，就是現打高麗菜汁和光果甘草根茶，她八十多歲時，還用它們治癒了自己的胃潰瘍。

光果甘草茶和酊劑滋補與強化內分泌系統的效果非常好，是治療腎上腺疲勞的良方。大部分的更年期婦女（和部分男性），都能夠透過光果甘草滋養他們的腎上腺。光果甘草會以溫和的方式支持腎上腺的運作：一方面它會幫助腎上腺生成激素，一方面它則會利用肝臟和腎臟，輔助腎上腺分解和排除過量的激素。

光果甘草常被認為有促進雌激素的作用。當然，光果甘草不會含有人類的激素，但它含有植物激素，而這種植物激素會提供人體製造激素所需要的「建材」。就本質來說，光果甘草根或許有助人體生成更多的雌激素，

但它是針對肝臟和內分泌系統去補給它們生成激素所需要的必需營養素，而且通常只有在身體需要雌激素的時候，它們才會發揮這層功效。

在緩解喉嚨發炎和強化聲帶方面，光果甘草有著悠久的應用歷史。它的滋味醇厚、甘美，所以很適合少量添加在茶飲中。出人意料的是，光果甘草的根部不只帶有甜味，還有點甜過頭了，有些人在飲用由光果甘草根單獨燉製的茶湯時，甚至會覺得它甜到令人不太舒服。為了提升光果甘草的適口性，將光果甘草搭配其他藥草製作成糖漿、茶飲或酊劑，是比較好的作法。你也可以「直接食用」光果甘草根（新鮮或乾燥的皆可），小朋友特別喜歡吃這些愈嚼愈香甜的光果甘草條。

光果甘草輕瀉劑

光果甘草有輕微的通便效果，且可同時修復受刺激的腸道黏膜。假如你有輕微和／或偶爾便祕的困擾，可以試試這個配方。（若需要更強的通便效果，你可以增加皺葉酸模根的分量。）

◆ 1 份切碎的西洋蒲公英根　　　　◆ 1 份切碎的光果甘草根
◆ ½ 份切碎的皺葉酸模根（yellow dock root）

製作方式：
把這些根混勻，按照第 30 頁的步驟熬煮它們（熬煮比例為每杯水加 1–2 茶匙草藥）。

使用方式：
視需求喝一到兩杯。如果需要更強的通便效果，可增加皺葉酸模根的分量，或添加 ½ 份美鼠李皮（cascara sagrada）。

光果甘草

腎上腺滋補酊劑

光果甘草是治療腎上腺疲勞的最佳補藥。如果你常常覺得很累、對生活提不起勁,請試試這個配方。

◆ 1 份切碎的光果甘草根
◆ 1 份切碎的紅景天根(Rhodiola root)
◆ 1 份切碎的刺五加(Siberian ginseng)
◆ ½ 份切碎的肉桂樹皮或薑
◆ 80 proof 酒精
◆ 蜂蜜(非必要)

製作方式:

按照第 40 頁的步驟,把藥草和酒製作成酊劑。若要添加蜂蜜,請在裝罐前加入(比例為每 1 夸脫酊劑加 ¼ 杯溫熱蜂蜜),並拌勻。

使用方式:

每天三次,每次服用 ½–1 茶匙,持續三個月。然後暫停一個月,觀察一下身體的變化,再視狀況繼續依照這樣的規律飲用它。

光果甘草薑丸

這款薑丸美味又潤喉,很適合歌手和喉嚨痛者食用。

◆ 2 湯匙粉狀的光果甘草根
◆ 1 茶匙粉狀的薑
◆ 蜂蜜
◆ 肉桂或可可粉(當作增稠劑)

製作方式:

按照第 43 頁的步驟,把這些材料製作成藥草丸;用蜂蜜和一、兩滴水讓它們形成糊狀,並以肉桂或可可粉做為增稠劑。

使用方式:

視需求服用 1 或 2 粒。

光果甘草止咳糖漿

這款香甜、可口的糖漿，對於黏膜受刺激的狀況（例如喉嚨痛、咳嗽和喉炎），能發揮特別好的舒緩效果。

◆ 1 份切碎的光果甘草根

◆ 1 份毛蕊花（mullein）葉

◆ 1 份野生黑櫻桃樹皮（wild cherry bark）

◆ 蜂蜜或其他甜味劑

製作方式：

按照第 33 頁的步驟，製作糖漿。

使用方式：

每半小時服用 ½–1 茶匙（或依你的需求調整頻率）。

潤喉丸

這些藥丸舒緩喉嚨痛、喉炎和其他喉部或口腔感染的效果奇佳。

◆ 2 份粉狀的光果甘草根

◆ 1 份粉狀的紫錐菊根部

◆ 1 份粉狀的北美黃蓮根部（有機栽種）

◆ 1 份粉狀的藥蜀葵根部

◆ 蜂蜜

◆ 幾滴胡椒薄荷精油

◆ 角豆粉（當作增稠劑）

製作方式：

按照第 43 頁的步驟，把這些材料製作成藥草丸。製作時，可隨你的口味喜好，調整配方的比例。

使用方式：

每天服用 1 或 2 粒效果最佳。

藥蜀葵（Marsh Mallow/ 學名：*Althaea officinalis*）

　　藥蜀葵是討喜的大家族錦葵科（mallow）植物的一員，這個家族的成員還包括蜀葵（hollyhock）、秋葵和多種有趣的藥用植物。錦葵科植物幾乎都沒毒，是一個很適合種在家裡的植物。大部分的錦葵科植物都很香甜、可口，且兼具鎮靜和潤膚的功效（內服和外用皆然），很適合入菜，也很適合入藥。

　　早在藥蜀葵的藥用價值被發現和受到推崇之前，它的美味就已經被眾人看見。羅馬人、希臘人和許多古人都知道，藥蜀葵是一種非常美味的根莖類蔬菜，常常以它入菜。法國人甚至還把藥蜀葵（marsh mallow）這種植物，變成了棉花糖（marshmallow）這種糕點；他們把它的根榨成汁，拌入蛋和糖一起煮熟，然後將整份混料打發，使它呈現輕盈、鬆軟的質地。在當時這個香甜、黏稠的糕點很受歡迎，因為它能舒緩嬰兒的咳嗽和腸胃不適。時值今日，我們在野炊或野餐時常吃的雪白棉花糖，配方早已和過往大不相同，原本的藥蜀葵萃取物換成了明膠，糖換成了玉米糖漿，就連口感也由黏稠趨向 Q 彈。簡單來說，現在的棉花糖和最初的棉花糖除了有著相同的名字，兩者幾乎沒有任何相似之處。

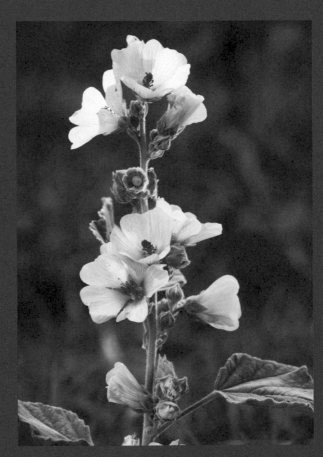

種植方式

藥蜀葵是一種生長快速的多年生植物，有著柔軟的灰綠色葉片，以及討喜的粉紅色花朵。它對生長環境不是很挑剔，只要能夠落地生根，就可以長得很好。不過，你要為藥蜀葵預留多一點的生長空間，因為它會長得很大（高度可超過約 122 公分）。藥蜀葵的英文名字 marsh mallow 就是以它在大自然中的生長環境命名，點出它是喜歡生長在潮溼沼澤地區（marshy area）的錦葵科植物。它很適合生長在陽光普照或稍有遮蔽的地點，但喜歡溼潤的肥沃土壤，所以需要適度澆水。藥蜀葵喜歡溫和的氣候（耐寒區號 5 到 8 的地區），可是我在 3 區也能成功栽種它，因為我們的積雪夠厚，可以在冬季為它的根部禦寒。雖然藥蜀葵的種子很容易發芽，也很容易生長，但在播種之前，還是必須先

層積處理（在類似冬季的環境下，它們會進入休眠狀態）。如果你是園藝新手，我建議你直接到苗圃買一到兩株的藥蜀葵幼苗，一切或許會進行的比較順利。選購藥蜀葵時，請務必確認它的學名是 *Althaea officinalis*，因為在種類繁多的錦葵科植物中，藥蜀葵的藥用價值最高。

藥用價值

藥蜀葵的根部是一種極為滋補的營養品，因為它的黏質含量超過 11%，澱粉含量超過 37%。它根裡的大型糖分子與水接觸後，會膨脹成帶有甜味的黏稠膠質，而這也是藥蜀葵最出名的特性之一。藥蜀葵的甜味和豐富的黏質，使它成了舒緩多種受刺激和發炎組織的常用藥物，例如呼吸道、消化道和皮膚的組織，而且它對消化道組織的幫助特別大。另外，藥蜀葵舒緩膀胱和腎臟感染的功效大概也非常出名，因為在許多治療這類疾病的藥方裡，它都是相當重要的成分。藥蜀葵還可中和胃裡過多的胃酸，所以對胃潰瘍的治療也很有幫助。

儘管藥蜀葵的根部沒有什麼特別突出的抗感染能力（例如抗病毒或抗菌等），但它潤肺和鎮靜的功效極佳，能有效舒緩乾咳。它也常與其他比較具刺激性的藥草搭在一起，使它們變得溫和一些。

外用方面，藥蜀葵可以鎮定皮膚。把藥蜀葵糊和洋甘菊茶或水混在一起，製作成敷劑，可有效滋潤乾燥、

使用部位

根部為主，但葉子和花朵也很有用

重要成分

多醣體、類黃酮、甜菜鹼（betaine）、香豆素、β-胡蘿蔔素、維生素 B、鈣

安全性

根據記載，藥蜀葵已有很長的應用歷史，是一種非常有益健康的藥草！

龜裂的皮膚。用藥蜀葵泡澡，也可以有效舒緩乾癢肌膚或溼疹。除此之外，藥蜀葵更是保持寶寶屁屁柔軟、乾爽的好幫手（配方請參見第 169 頁）。

膀胱感染膠囊

這是我治療膀胱感染時，最喜歡使用的配方。搭配蔓越莓汁和 / 或漿果服用，能使此款膠囊的療效發揮到最大，幾乎可以治癒所有難纏的膀胱感染。

◆ 2 份粉狀的熊果葉（uva ursi leaf）　　◆ 1 份粉狀的紫錐菊根部
◆ 1 份粉狀的北美黃蓮根部（有機栽種）　◆ 1 份粉狀的藥蜀葵根部
◆ 尺寸為「00」號的明膠或植物膠囊

製作方式：
將所有粉末混勻，填入膠囊，即可放入玻璃密封罐保存。

使用方式：
每 3–4 小時服用 2 顆膠囊，直到膀胱感染的症狀徹底消退。如果連續服用了幾天，感染還是沒有改善，請就醫尋求專業人員的協助。治療期間，飲用大量的水和無加糖蔓越莓汁，可增加此膠囊對膀胱的保護力和療癒力。

相關變化：
如果你很容易膀胱感染，把這個配方製作成酊劑，或許能對你帶來更大的幫助，因為酊劑進入血流的速度比較快。只要在膀胱感染的症狀剛出現時，服用 ½–1 茶匙此配方製成的酊劑，通常就足以抵抗感染。

藥蜀葵 vs. 榆樹

　　在北美，榆樹曾是取得「黏質」的首選植物。但自從榆樹因荷蘭榆樹病（Dutch elm disease）大量死亡，還有考量到道德和環境的因素，大多數的藥草師和有這層認知的消費者，都變得比較喜歡使用藥蜀葵。因為藥蜀葵是生長迅速的多年生植物，榆樹則是生長緩慢又瀕危的樹種；在效果相當的情況下，大家會盡可能用藥蜀葵來取代榆樹。

藥蜀葵寶寶爽身粉

這款爽身粉完全天然又安全有效,對尿布疹有很好的治療和預防功效。

◆ 1 份葛根粉
◆ 1 份玉米澱粉
◆ 1 份粉狀的藥蜀葵根部
◆ 1–2 滴薰衣草精油

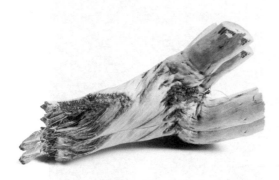

製作方式:

在一只大碗裡,將所有的粉末混勻(打蛋器是你的好幫手)。加入 1–2 滴的薰衣草精油,攪拌均勻。用一條棉質的厚毛巾覆蓋碗口,讓它在乾燥的室內靜置一晚(此舉可讓精油和粉末乾燥)。將靜置一晚的粉末再攪拌一次,然後把它裝進方便你使用的容器中。

使用方式:

視需求,將它撒在寶寶的屁股上,吸除多餘的水分。

泌尿道調理飲

這是一款調理泌尿道的飲品,適合泌尿道長期處在輕度發炎狀態的人飲用。

◆ 1 份繁縷頂部嫩枝
◆ 1 份西洋蒲公英葉
◆ 1 份藥蜀葵根
◆ 1 份蕁麻葉

製作方式:

按照第 29 頁的步驟,沖泡這些藥草。

使用方式:

每天飲用 2–3 杯。

毛蕊花（Mullein/ 學名：*Verbascum thapsus*）

　　毛蕊花肯定是路邊最引人注目的雜草之一，它結滿花苞的莖稈會往天空延伸數英尺，優雅地豎立在空中。事實上，它看起來不太像雜草，比較像是來自異國的物種。跟許多路邊雜草一樣，毛蕊花也有著很悠久的藥用歷史。我很喜愛這種植物，在鄉間小徑散步、遊歷世界各地，或在自家花園看到它時，我都會非常開心。

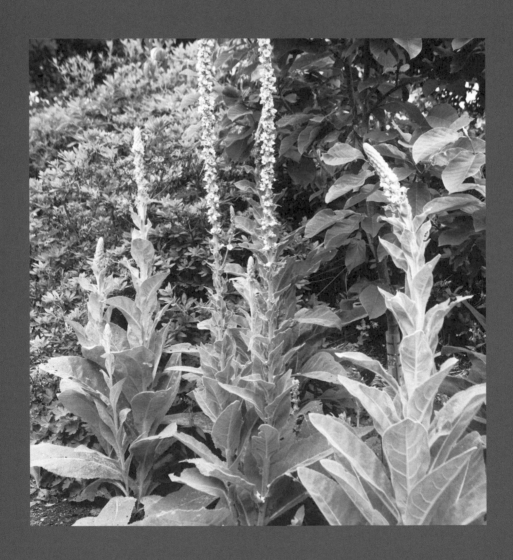

種植方式

　　毛蕊花是二年生植物；第一年它會長出毛茸茸的玫瑰狀基座，第二年它才會開始抽高，長出修長的花柄（最高可達約 2.1 公尺）、播種，然後凋萎、死亡（在庭園裡留下幾株凋萎的毛蕊花，它們的花柄是昆蟲的理想棲所，可讓鳥兒在漫漫冬季裡愉快地享用蟲蟲大餐）。毛蕊花幾乎可以在所有的土壤和環境之中生長。我在林地裡、鐵道邊、公路旁，甚至是在熔岩原上，都曾見過它的身影。當然，毛蕊花也可以在有人悉心照料的舒適花園中生長。在排水良好且 pH 值在 5–7.5 之間的沃土中，以及陽光充足的環境下，它會長得非常好。毛蕊花很適合從種子種起，而且等到它在花園裡落地生根後，也很容易自行播種。它需要很大的生長空間，所以種在花園的後方，或是種在花園的中心當作園裡的亮點（因為它的外型高大氣派），都是不錯的安排。它的適應力非常強，不論你的花園是位在耐寒區號 3 或 8 的地區，它都能長得一樣好。

藥用價值

　　毛蕊花的葉子兼具緩解痙攣和祛痰的功效，所以常出現在治療呼吸道病症的藥方裡，例如痙攣性咳嗽、支氣管阻塞、支氣管發炎或過敏等。其葉片可與其他草藥捲在一起，以煙燻的方式治療氣喘。毛蕊花的葉子也是治療腺體失調的良藥，常搭配紫錐菊根

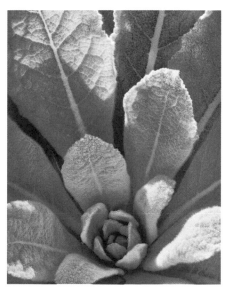

毛蕊花會從它玫瑰狀的基座，長出又大又軟的毛茸茸葉片。

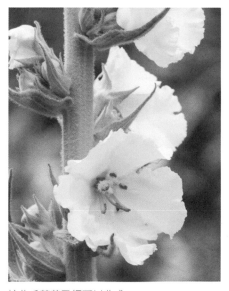

這些毛蕊花已經可以收成。

和豬殃殃使用，有滋補腺體的功效。毛蕊花的葉子也可製作成敷劑使用，對瘡、腺體腫脹、瘀傷和蚊蟲叮咬等方面的緩解，都很有幫助；把它的葉子加入泡澡水，還可舒緩類風溼性的疼痛。

毛蕊花順著莖稈慢慢攀升的小巧黃色花朵，會在陽光中緩緩綻放；這些小花的止痛效果很好，而且兼具殺菌和對抗感染的功效。長久以來，以毛蕊花製成的浸泡油都一直很有名氣，因為它對上呼吸道阻塞所導致的耳朵感染很有幫助。只要在兩耳各滴幾滴溫熱的毛蕊花耳油，即可在幾分鐘內緩解不適，並在幾天內驅走感染。

使用部位

葉子、花朵和根部

重要成分

多醣、類黃酮、固醇（sterol）、黏質、皂素

安全性

外用時，其葉片下側的細小絨毛可能會對敏感肌造成刺激；要避免這種情況，可在敷用葉片前，先用棉布將其葉子包覆起來。

毛蕊花紅花苜蓿軟膏

這款外用軟膏可有效緩解腺體阻塞和腫脹的狀況。

◆ 1 份金盞花
◆ 1 份毛蕊花葉
◆ 1 份紅花苜蓿花和葉
◆ ½ 份毛蕊花的花
◆ 橄欖油
◆ 磨碎的蜂蠟

製作方式：
按照第 35 頁的步驟，做出這些藥草的浸泡油。再按照第 38 頁的步驟，把蜂蠟加入浸泡油，製作藥膏。

使用方式：
直接在腺體腫脹處抹上少量的藥膏，並輕輕按摩該處，使藥膏充分滲入。

毛蕊花耳油

毛蕊花耳油對感冒、流感或其他上呼吸道阻塞所引起的耳朵感染有奇效，不僅能夠緩解不適，還能夠擊退感染。當然，如果使用毛蕊花耳油後，感染的情況在 24 小時內沒有好轉，或是變得更嚴重，就必須去看醫生。

製作方式：

採集約 ¼ 杯剛剛綻放的毛蕊花。你可能需要花幾天的時間才能夠收集到足夠的花量，因為毛蕊花開花的速度很慢。將採集到的花放入一品脫的玻璃罐，然後倒入橄欖油，淹過它們。

把玻璃罐放在溫暖、陽光充足的地方，靜置兩週。兩週後即可瀝除藥草，重新裝罐。若你想製作雙倍濃度的毛蕊花耳油，也可在瀝除先前的毛蕊花後，重新加入一批新鮮的毛蕊花，再多浸泡兩週。這會讓你做出藥效更強的毛蕊花耳油。

使用方式：

使用前，用非常小的火加熱毛蕊花耳油，讓它與母乳的溫度相同即可。請務必確認油是「溫的」，不是燙的。若有疑慮，你可以先滴一滴到自己的耳朵裡，測試一下溫度。兩耳都要各滴 2–3 滴的毛蕊花耳油，因為耳道是相通的，感染可能會移動，所以一定要同時治療兩耳。每天滴 2–3 次，或是依個人需求調整使用頻率。

小叮嚀：毛蕊花耳油對於那些因耳朵進水，所引發的耳朵感染，毫無用武之地；實際上，它還會讓這類感染愈變愈糟。另外，不建議用它來治療嚴重的感染，因為這可能會導致鼓膜穿孔，對聽力造成永久性損傷。

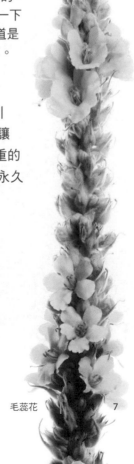

毛蕊花

咳嗽退散茶

這是舒緩咳嗽和其他呼吸道不適的良方。

◆ 1 份款冬（coltsfoot）葉

◆ 1 份藥蜀葵葉和花

◆ 1 份毛蕊花葉

製作方式：

按照第 29 頁的步驟，沖泡這些藥草。

使用方式：

每次喝 ½ 杯，並依個人需求調整飲用頻率，喝到咳嗽消退為止。

腺體滋補液

這份配方選用的藥草，對內分泌系統的整體健康特別有幫助。

◆ 2 份毛蕊花的花和葉

◆ 2 份胡椒薄荷葉或綠薄荷葉

◆ 1 份金盞花

◆ 1 份豬殃殃頂部嫩枝

◆ 1 份紅花苜蓿花

使用方式：

若是茶，每天喝 ½ 杯；若是酊劑，每天服用 2–3 次，每次 ¼–½ 茶匙。連續服用五天，然後暫停兩天，觀察一下身體的變化，再視狀況繼續依照這樣的規律服用它們。

製作方式：

把這份配方沖泡成茶飲（步驟請參見第 29 頁），或是製作成酊劑（步驟請參見第 40 頁）。

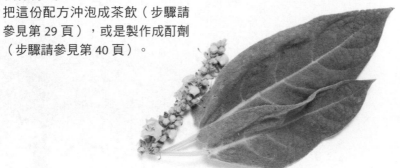

蕁麻（Nettle/ 學名：*Urtica dioica*、*U. urens*）

　　關於蕁麻的用途，著名的藥草師里科‧切赫（Richo Cech）在他優秀的著作《製作草藥》（*Making Plant Medicine*，暫譯）中，簡單地做了個總結，他寫道：「用途：包山包海。」沒錯，蕁麻除了有許多可用來入藥的藥用價值外（例如可治療痛風、風溼病、貧血、疲勞、月經不順、皮膚問題和花粉熱等諸多病症），還可以用來入菜、入酒，或是入茶，製作成各式各樣的日常料理。另外，蕁麻也曾經是最重要的製布材料，過去有很多人認為，蕁麻布的質地比棉布或亞麻布還要細緻。

　　不論是古希臘人或是古羅馬人，他們種植面積最大的作物都是蕁麻，因為他們大量以它入菜、入藥和製衣。或許，在蕁麻的眾多用途當中，又以源於古羅馬的「蕁麻治療法」（urtication）較為特別；這種治療法會砍下蕁麻的莖稈、把它們綁成一束，然後用它來鞭打發炎或腫脹的關節。據說，因這番鞭打所產生的蕁麻疹，可促進該部位的循環，進而達到緩解不適和疼痛的效果。可別以為蕁麻治療法是個過時或野蠻的療法，現在依舊有人在使用它。雖然我必須先老實說，這種療法並不是人人適用，但它的療效不只與數種治療關節疼痛的現代藥物一樣好，還沒有任何副作用。

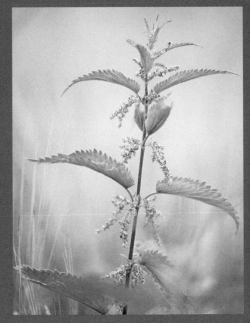

　　說到副作用，我不禁想起了卓越的藥草學家戴維‧霍夫曼（David Hoffmann），在於波士頓舉辦的第六屆國際草藥研討會（International Herb Symposium）上，發表的一場演說。在那場為時兩個小時的精采演說中，霍夫曼詳細探討了將藥用植物和對抗療法藥物結合在一起使用時，必須注意的禁忌和可能產生的副作用，並在演說的尾聲，用這句我永生難忘的話做了結語：「有疑慮的時候，用蕁麻就對了。」沒錯，概括來說，蕁麻就是一種非常溫和（撇除它的刺）又非常有益的草藥。

種植方式

蕁麻在美國和加拿大的野外隨處可見，而且很容易隨著過客的足跡擴大勢力範圍。在春天或秋天，你可以到已經建立勢力範圍的蕁麻叢採集它們的種子。蕁麻喜歡肥沃的土壤，以及河堤那種半遮蔽的潮溼環境。只要在庭園營造出這些生長條件，蕁麻就可以長得很好。另外，一定要記住，蕁麻帶刺，所以請把它們種在你不容易碰到的地方，並為它們預留足夠的生長空間。（你還需要好好控制它們的生長範圍，因為它們擴張的速度很快。）

警告：被蕁麻刺傷真的會產生非常不舒服的刺痛感。蕁麻的莖和葉子背面有針狀的突起，而這些突起都含有甲酸（formic acid）；我們被蜜蜂螫到或被螞蟻咬到會感到刺痛，就是因為這種化學物質。你可以透過加熱、乾燥或搗碎蕁麻的葉子，破壞甲酸的作用。因此，在採摘或處理新鮮的蕁麻時，請務必配戴手套。（雖然我必須承認，的確有人會刻意徒手採摘它們，藉此得到「蕁麻治療法」的好處。但我也必須提醒想這麼做的人，一定要做好被刺傷的心理準備！）

藥用價值

蕁麻是很棒的滋補藥草，富含各種維生素和礦物質（尤其是鐵和鈣），對有「生長痛」的小孩或「關節卡卡」的老人家都非常有幫助。它抗組織胺的特性，也讓它成了治療過敏或花粉熱的良藥。由於蕁麻極富營養，又對肝有正面的影響，所以它也是替男、女雙方滋陰補陽的絕佳補藥。在治療月經不順（例如經前症候群）、生育問題和更年期問題的藥方裡，常會使用到蕁麻葉；而預防和治療攝護腺問題的藥方，則會使用到蕁麻的種子。

我自己最喜歡在工作滿檔或感到疲憊的時候，以茶飲的形式攝取蕁麻，讓它為我養精蓄銳、補氣提神。儘管蕁麻身上的刺讓它有點「面惡」，但它的本質其實很良善，對人體有很全面的助益，是我相當喜愛的草藥之一。

蕁麻最棒的地方是，你可以用很簡

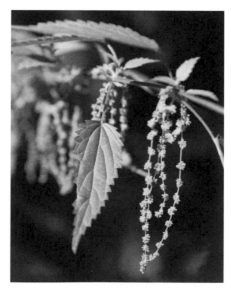

請在蕁麻開花之前，採收它的葉子。

單的方式獲得它的藥用價值，因為光是喝下一杯用蕁麻葉泡出的茶湯，就能讓你得到滿滿的療癒力。

另一方面，我還覺得新鮮蒸煮的蕁麻真的是世界上最美味的蔬食。戴上保護你雙手的手套，趁蕁麻還鮮嫩的時候，採摘它的嫩枝；然後徹底蒸煮它們，將它們刺裡的甲酸破壞殆盡。接著淋上大量的橄欖油和現擠檸檬汁，再搭配少許菲達乳酪丁，就是一道清爽可口的素菜。

使用部位
葉子為主，但根和種子也很有用（根可滋補攝護腺；種子可滋補全身，對提升耐力和活力很有幫助）

重要成分
鈣、鐵、蛋白質、鉀、甲酸、乙醯膽鹼、硫、β-胡蘿蔔素、維生素 K、類黃酮

安全性
雖然蕁麻的「刺」確實會傷人，但整體來說，它是一種十分安全的食用藥草。

攝護腺滋補酊劑

所有年過五十的睿智男性，都會願意透過滋補的藥草和食物來養護他們的攝護腺。蕁麻（尤其是根和種子）正好就是頗具名氣的攝護腺補藥。每天服用足量的蕁麻補品，再搭配一把南瓜籽，即可有效守護攝護腺的健康。

◆ 2 份蕁麻根　　　　　　　◆ 1 份蕁麻葉
◆ 1 份蕁麻籽　　　　　　　◆ 80 proof 酒精

製作方式：
按照第 40 頁的步驟，把藥草和酒精製作成酊劑。

使用方式：
服用這款守護攝護腺健康的預防性補藥時，請每天服用二至三次，每次½–1 茶匙，持續三個月。然後暫停二到三週，觀察一下身體的變化，再視狀況繼續依照這樣的規律飲用它。若想要強化這款酊劑的滋補效果，可以額外添加一份的鋸葉棕櫚漿果（saw palmetto berry）。

養筋健骨高鈣茶

這款富含鈣質的茶飲，很適合正在抽高的青少年，以及關節發疼的老人家。

◆ 2 份蕁麻葉

◆ 1 份青燕麥穗頂部（剛成熟燕麥穗的乳白色頂部）

◆ ½ 份馬尾草（horsetail）葉

◆ 少許甜菊糖（非必要）

製作方式：

按照第 29 頁的步驟，沖泡這些藥草。若你喜歡，可以加些甜菊糖增添甜味。

使用方式：

每天飲用 2–4 杯，連續三到四週。

蕁麻青醬

義大利有多少位廚師，就有多少款青醬配方！這裡介紹的青醬，也是我相當推薦的一款青醬。

◆ 1–2 杯橄欖油

◆ ½ 杯切碎的松子、核桃或腰果

◆ 2–3 瓣大蒜

◆ 數把現採蕁麻

◆ ¼ 杯帕瑪森乳酪粉

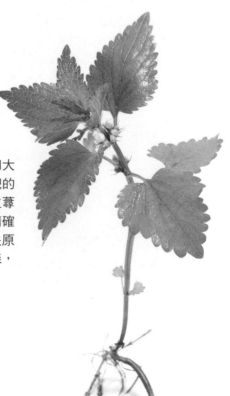

製作方式：

用攪拌機或食物調理機混合橄欖油、堅果和大蒜，待它們呈現滑順的糊狀時，以一次一把的量，分批加入蕁麻（沒錯，是未經蒸煮的生蕁麻！）。待混料再次呈現滑順的糊狀時（請確認蕁麻有完全被打成泥，只要它有徹底喪失原形，就不會產生任何刺痛感），加入帕瑪森，攪拌均勻，即可享用。

蕁麻馬鈴薯濃湯

這道湯品很適合剛剛恢復健康的人,因為它營養又好消化,完全符合他們當下的需求。

◆ 1 湯匙橄欖油
◆ 1 大顆黃洋蔥,切碎
◆ 2–3 顆中型馬鈴薯,切成小丁
◆ 2 夸脫高湯(用藥草、蔬菜或雞肉燉製)
◆ 數大把現採蕁麻葉
◆ 帕瑪森乳酪粉
◆ 鹽和現磨黑胡椒

製作方式:

把油放入大湯鍋,以中火加熱。加入洋蔥,拌炒約 10 分鐘,炒到洋蔥變軟,呈現金黃色澤。加入馬鈴薯,繼續拌炒 8–10 分鐘,炒到馬鈴薯軟化。加入高湯,煮滾後,關小火,繼續燉煮約 10 分鐘,煮到馬鈴薯幾乎一壓就碎。然後把幾大把的新鮮蕁麻加入湯鍋,蓋上鍋蓋,繼續蒸煮 15–20 分鐘,把蕁麻和馬鈴薯煮到熟透。

將整鍋湯打成泥,並以帕瑪森、鹽和黑胡椒調味。

好孕茶

這款美味的茶飲很適合在懷孕期間飲用,它十分營養,富含多種必需維生素和礦物質。

◆ 1 份青燕麥穗頂部(剛成熟燕麥穗的乳白色頂部)
◆ 1 份香蜂草葉
◆ 1 份蕁麻葉
◆ 1 份覆盆莓(raspberry)葉

製作方式:

按照第 29 頁的步驟,沖泡這些藥草。

使用方式:

懷孕期間,每天飲用 2–4 杯(或依個人需求調整頻率)。

燕麥 （Oats/ 學名：*Avena sativa, A. fatua*）

　　我在北加州的農村長大，很清楚燕麥有多營養。每年秋天，我們家的小小酪農場，都會進好幾大車斗的成綑燕麥稈；我們農場的牛都很愛這一味，總是會迫不及待地把它們吃下肚，將它們轉化成香濃美味的牛乳。後來，等我開了人生中的第一間藥草店，開始把燕麥當作藥草來販售，我的父親都會開玩笑的跟我說，以前他真是入錯行了。他說的或許沒錯；以前他是以每大綑 6 美元的價格買燕麥來養牛，但那時候的我，卻是以每盎司 50 美分的價格販售燕麥，幫助大家調理健康！

　　燕麥是人類最早耕種的穀物之一，大家早就知道它的營養價值很高，對人類和牲畜都有著類似的滋補功效。大部分的藥草師都特別鍾愛青燕麥穗的藥用價值（剛剛成熟、尖端沁出乳白汁液的燕麥穗），不過，燕麥的麥稈也十分有益健康，因為它富含矽等多種礦物質，對骨頭、頭髮、牙齒和指甲的養護很有幫助。青燕麥穗最為人所推崇，就是它對神經系統的鎮靜和滋養功效。完全熟成的燕麥也具有鎮靜和滋養神經的功效，且常被製成有益心臟健康的燕麥片或燕麥粉。

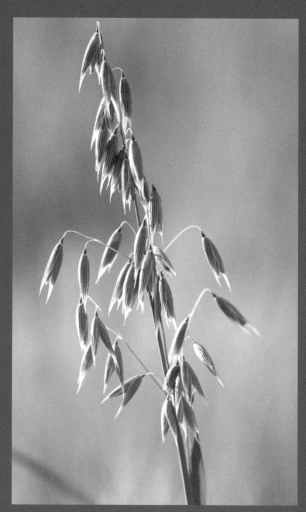

種植方式

我們通常不會有在後院種植燕麥的想法，但為什麼不種呢？燕麥的外觀討喜，起風時，金黃的麥稈還會如柳絮般，以優美的弧度在空中搖曳。

燕麥是耐寒的一年生植物，喜歡生長在開闊且陽光充足的土地上。最適合生長在耐寒區號 4 到 9 的地區，但它們的適應力很強。燕麥的種子很容易發芽，只要先浸泡一晚，就可以直接播於土壤。種子發芽之前，土壤都要保持溼潤；種子發芽後，就只需要適度澆水。

如果你是要用燕麥入藥，請採收已成熟，但外觀仍呈現「青色」的燕麥穗——處於這個階段的燕麥穗，會在你擠壓時滲出些許的「燕麥奶」。如果你是要用燕麥入菜（製作成燕麥片），請等到燕麥的外觀轉為金黃色、徹底成熟後再採收。在陽光明媚的早晨收成燕麥，一手抱著採集籃，

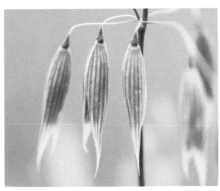

這些青色的燕麥穗已經可以收成，只要輕輕擠壓它們，其尖端就會滲出「燕麥奶」。

一手像耙子一樣，順著它們的莖稈往上耙梳，就可以優雅地將成熟的麥穗一把一把的收進採集籃。採收燕麥是我閒暇時最喜歡的消遣之一，因為這種不太耗腦力、近乎反射動作的工作，其實也是「安定神經」的良方。

藥用價值

近日大家都知道燕麥片是一種有益健康的食物。不過相較於燕麥片能帶給我們的好處，藥草師更喜愛青燕麥穗對人體的幫助。為什麼？因為這些青燕麥穗是滋養神經系統的最佳補品，能有效舒緩各式各樣的神經壓力、疲勞、刺激和焦慮。對患有某些疾病的人而言，青燕麥穗更是別具價值。以多發性硬化症（multiple sclerosis）的病人為例，他們神經末端周圍的髓鞘會因自體免疫異常的緣故，不斷有損傷或耗損的情況發生。雖然青燕麥穗不見得能治癒多發性硬化症，但通常可透過降低疲勞、強化肌肉和改善神經功能等，有效減輕這個疾病的症狀。

青燕麥穗（尤其是搭配香蜂草）也可用來幫助有過動症的成人或孩童；搭配達米阿那（damiana）和蕁麻的根部，則可為有陽痿問題的男性壯陽；搭配燕麥的麥稈，可補充鈣質、強化和修復骨骼，對懷孕和更年期婦女的幫助特別大。

至於用徹底成熟的燕麥製作成的燕麥片，同樣具有療癒力，亦是生活中最唾手可得的可靠「廚房藥材」之

一。對正處於健康恢復期、吃什麼吐什麼的人來說（尤其是手術後或化療中的人），溫熱的燕麥粥不僅好入口、能為他們補充營養，其抗發炎的特性還有助鎮靜和修復他們身體的損傷。若想增加燕麥粥的療癒力，還可以在裡面添加其他具滋補功效的藥草（食譜請參見第 183 頁）。

　　燕麥也是很棒的外用藥，可有效舒緩皮膚發炎、發癢的狀況。燕麥浴對乾癢、龜裂肌膚的幫助就很出名。燕麥粥還可化身為養護肌膚的乳液，用於減緩曬傷不適或修復面部肌膚；只需將浮於燕麥粥表面的「乳狀汁液」塗抹在肌膚上，靜置 20–30 分鐘，即可發揮功效。

使用部位

主要是青燕麥穗，但麥稈（燕麥稈）和乾燥的燕麥（燕麥片）也很有用

重要成分

矽、固醇、類黃酮、澱粉、蛋白質、鈣、二氧化矽、維生素 B 群

安全性

燕麥非常安全（除非你有過敏）。

潤膚燕麥浴

燕麥浴是一種歷史悠久、備受推崇的潤膚方式，對乾裂的皮膚有很好的滋潤效果。不論是嬰兒或老人家，都能因燕麥浴感到比較舒服和放鬆。

製作方式：

用比燕麥多四到六倍的水量，煮一大鍋稀燕麥粥或「燕麥茶」。熬煮 15 分鐘後，瀝除燕麥，將濾除的燕麥和煮好的燕麥茶分開存放。在浴缸裡注滿溫水，然後把煮好的燕麥茶直接加入浴缸。把剛剛濾除的燕麥裝入棉布袋、絲襪或大茶包袋，綁緊，當作泡澡時使用的沐浴球。若想提升此燕麥浴的放鬆效果，可額外添加一、兩滴的薰衣草精油。

使用方式：

泡入澡湯，以燕麥袋輕柔按摩肌膚，盡情享受它們帶來的舒緩和放鬆功效。

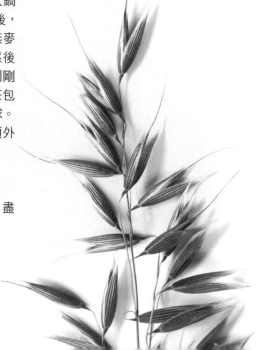

護心燕麥粥

燕麥粥是結合各種藥草的絕佳媒介，請發揮你的創意，變化出各式各樣的燕麥粥！

製作方式：
按照燕麥片包裝上的指示，沖泡或煮製燕麥粥。在每杯燕麥粥裡，加入 2 茶匙的山楂漿果粉。拌入乾燥的西洋接骨木漿果、新鮮或乾燥枸杞，和 / 或新鮮或乾燥藍莓，增加燕麥粥的抗氧化力。最後以少許蜂蜜（或楓糖漿）和肉桂，增添風味。

使用方式：
把它當作早餐，開啟健康的一天。

滋補燕麥粥

燕麥粥是很好消化又營養的食物，加入藥草後，更可以使它變成一道療癒力滿滿的餐點。你可以針對任何想要處理的病痛，將其他藥草加入燕麥粥。
◆ 1 茶匙青燕麥穗頂部（剛成熟燕麥穗的乳白色頂部）
◆ 1 茶匙切碎的山楂漿果
◆ 1 茶匙切碎的刺五加
◆ ½ 杯燕麥片
◆ ½ 茶匙粉狀的山楂漿果
◆ ½ 茶匙粉狀的紅景天根
◆ ½ 茶匙粉狀的刺五加
◆ 楓糖漿、蜂蜜、肉桂和 / 或味噌（非必要）

製作方式：
將青燕麥穗、切碎的山楂漿果和切碎的刺五加放入鍋子，加入 2 杯水，煮至大滾。鍋中液體沸騰後，離火，蓋上鍋蓋，靜置 30–45 分鐘。瀝除藥草，將燕麥片加入茶湯，煮至沸騰。沸騰後，轉小火，繼續燉煮 10–15 分鐘；燕麥片熟透後（此粥的稠度會比一般的燕麥粥稀），加入粉狀的山楂、紅景天和刺五加，攪拌均勻。最後加入楓糖漿、蜂蜜和 / 或肉桂調味，或者，你也可以加入味噌，使湯底的風味更加豐富。

胡椒薄荷（Peppermint/ 學名：*Mentha piperata*）

　　胡椒薄荷常被稱作「綠能」，因為它可以在不耗損任何能量的情況下，讓人有種眼睛一亮、充飽電力的感覺。在你有點昏昏欲睡，需要稍微提神醒腦的時候，不妨喝一杯用胡椒薄荷和神聖羅勒泡的茶，它可以溫和地恢復你的活力。或者，你也可以試試第 85 頁的「健腦益智酊劑」，這款用胡椒薄荷、銀杏、積雪草和迷迭香製成的酊劑，對提升記憶力和思考力很有幫助。很少藥草像胡椒薄荷這樣，不但美味、安全、有效，還方便取得、容易種植又用途多元。

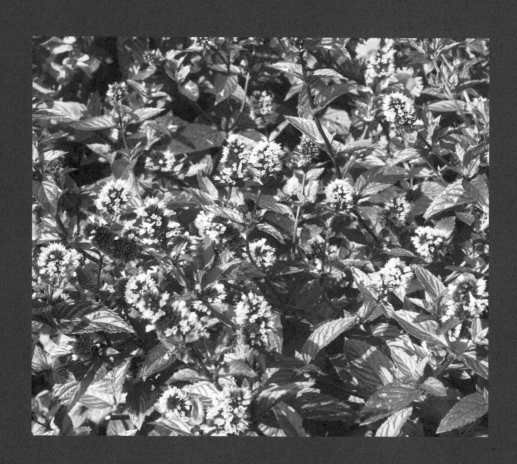

種植方式

胡椒薄荷喜歡肥沃、溼潤、排水良好的土壤，以及陽光充足或稍有遮蔽的生長環境。它最適合生長在耐寒區號 5 到 9 的地區，但就算你住在比較寒冷的地區，也還是可以試種看看，因為胡椒薄荷就跟大部分的薄荷一樣，生命力旺盛，很容易生存下來。

胡椒薄荷很適合用壓條和扦插的方式種植。事實上，種植胡椒薄荷，或者說，種植所有品種的薄荷，最具挑戰性的地方，就是控制它們的勢力範圍。把它們種在盆栽裡，是防止它們在花園裡失控蔓延的方法之一。不過，說到控制胡椒薄荷在花園裡勢力範圍的最佳方法，當然還是持續採摘它們，用它們來泡茶、做菜、入藥和調製薄荷冰酒了！

藥用價值

胡椒薄荷的助消化功效相當出名，是緩解噁心和脹氣的首選藥草。胡椒薄荷抗痙攣的特性，對放鬆肌肉和減緩腸胃痙攣都很有幫助；它清新的味道，也可舒緩消化不良時或嘔吐後的不適感。喝一杯加了一、兩滴胡椒薄荷精油的溫水，可快速去除腸胃不適所產生的惡臭和異味。胡椒薄荷是牙膏、漱口水和口香糖中的常見成分，事實上，大家或許已把它的味道定義為好口氣或潔淨口腔該有的味道。甚至就連居家清潔用品都常添加胡椒薄荷這個成分，因為它能賦予產品清新、潔淨的氣味。在浴室噴一些加了胡椒薄荷的消毒液，你會覺得一切似乎都煥然一新。

胡椒薄荷其實還有止痛的功效，只不過沒那麼出名。它是我最喜歡的止痛草藥之一，可有效減輕頭痛、蜂螫、燒燙傷，甚至是牙痛所引發的不適。以燒燙傷為例，將混有胡椒薄荷精油的蜂蜜（比例為 2 湯匙蜂蜜加 1-2 滴精油），直接塗抹在燒燙傷處，通常都可在數分鐘內有效舒緩不適；因為蜂蜜是燒燙傷的絕佳無菌敷料，胡椒薄荷則有鎮定和舒緩疼痛的功效。胡椒薄荷茶對頭痛也很有幫助，可有效降低頭痛的強度和頻率，而且對消化不良所引發的頭痛特別有用。如果你消化不良，又同時有因消化不良所引發的頭痛，可以試著喝一些用等量洋甘菊和胡椒薄荷沖泡的茶飲。

由於胡椒薄荷本身的味道很好，大家對它的味道也很熟悉，所以它常會

使用部位

葉子和花朵

重要成分

揮發油（薄荷醇〔menthol〕和薄荷酮〔menthone〕）、類黃酮、酚酸、三萜類、鈣、鎂、鉀

安全性

非常安全，沒有任何已知的有害反應或副作用。

和其他味道比較差的藥草搭在一起，讓它們變得比較好入口。另外，胡椒薄荷也富含多種重要的營養素，例如鈣、鎂和鉀。把它加在飲品、湯品、沙拉或青醬中，既可賦予料理清爽的滋味，還可增添它們的營養價值。

提神醒腦飲

這款清爽的茶飲，很適合在一早剛起床，或下午昏昏欲睡的時候飲用。

◆ 1 份綠茶（非必要）
◆ 1 份神聖羅勒葉
◆ 1 份胡椒薄荷葉

製作方式：
按照第 29 頁的步驟，沖泡這些藥草。

使用方式：
需要的時候就飲用一杯，但請避免晚上飲用，因為綠茶裡的咖啡因可能會干擾睡眠。

頭痛酊劑

這款酊劑對容易因消化不良而頭痛的人特別有幫助。

◆ 2 份胡椒薄荷葉
◆ 1 份洋甘菊花
◆ 1 份小白菊花和葉
◆ 1 份 啤 酒 花 毬 果（hops strobile）
◆ 80 proof 酒精

製作方式：
照第 40 頁的步驟，把藥草和酒製作成酊劑。

使用方式：
飯前和飯後服用 ¼–½ 茶匙。

不同品種的薄荷要隔離種植

薄荷家族之間不太分你、我，很容易「近親繁衍」，所以如果你同時種了好幾種的薄荷，最終你可能會養出一群跟它們母株不太一樣的薄荷。這些薄荷的滋味和氣味多半都不如母株，藥用價值也會比較差。因此，假如你要同時種好幾種薄荷，請將它們隔離種植，或至少種在園裡的不同花床或花盆裡；它們不適合全部種在一起。

消化茶

這款簡單的茶飲大概是對付腸胃不適和消化不良最有名的草藥之一。

◆ 1 份洋甘菊花

◆ 1 份蒔蘿葉和籽

◆ 1 份胡椒薄荷葉

製作方式：
按照第 29 頁的步驟，沖泡這些藥草。

使用方式：
飯前和飯後飲用 ½ 杯溫熱的消化茶。

薄荷潔齒粉

你知道自製有效、美味又便宜的牙膏其實非常簡單嗎？至於盛裝自製牙膏的牙膏管，你則可以在藥妝店或露營用品店找到。

◆ ¼ 杯細粉狀的高嶺土（kaolin clay）

◆ 1 茶匙小蘇打粉

◆ 1 茶匙細粉狀的海鹽

◆ 幾滴胡椒薄荷精油

製作方式：
把粉狀的高嶺土、小蘇打粉、鹽和精油混勻。待它風乾後，即可裝入密封罐保存。

使用方式：
將此潔齒粉與足量的胡椒薄荷茶或水相混，製作成溼潤的膏狀。（如果你一次做了很大批的潔齒粉，請混製一到兩週的用量就好了，這樣牙膏才不會壞掉。）假如你想要它像一般的牙膏一樣，帶點甜味（我自己是不想），可以在牙膏裡加 1 茶匙的蔬菜甘油。然後就像在用市售牙膏那樣，用它刷牙。

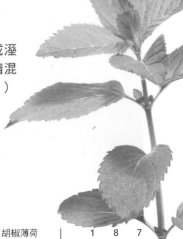

車前草（Plantain/ 學名：*Plantago major*、*P. lanceolata*）

　　我猜想，在「最常見和最有用的雜草」的排名中，車前草大概位居第二，僅次於西洋蒲公英。它哪裡都能長：草坪、荒蕪的空地、人行道的裂縫、高速公路、羊腸小徑、海邊、草地、後院和野外。我們種在庭園裡的植物，鮮少像車前草這樣可靠又有用。

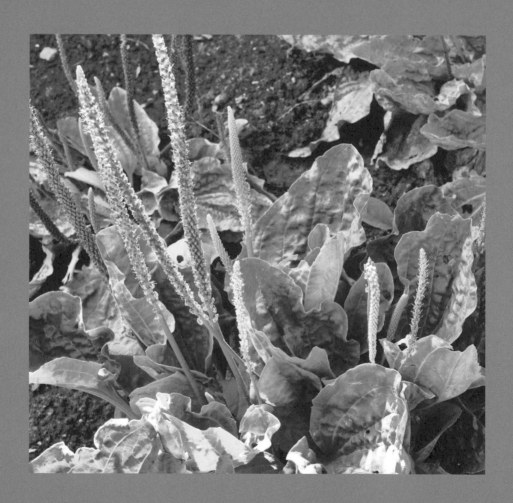

種植方式

我常在想，為什麼會有人需要種植車前草，因為它一定早就長在你家附近的某個地方——說不定就在你的後院或菜園裡。倘若你真的沒有看到它的身影，只需要為庭園裡的某塊地翻翻土（最好是選個陽光充足的地方），再常常為那塊地澆水，一段時間之後，車前草就會現身了！車前草就是這樣的植物，只要你有向它發出入住庭園的邀請函，它永遠都會欣然接受。如果你不想被動的等著它們入住，也可以從你鄰居的土地上收集一些成熟的車前草種子，直接把它們撒在你剛翻好的土壤裡。這樣到了明年，你就能獨擁一小片的「特級藥草」，成為鄰居羨慕的對象。

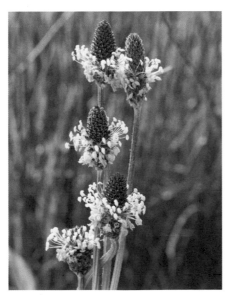

雖然車前草常被認為是一種其貌不揚的雜草，但它開花的模樣非常討喜。

藥用價值

車前草可以吸出體內的毒素。它用於治療血液中毒的歷史相當悠久，以當時的說法，它就是一種「解毒劑」；它豐富的營養素可促進肝臟的運作，達到滋養或「淨化」血液的功效。車前草可用來治療各種與肝臟有關的問題，例如消化和吸收不良、肝炎、黃疸、皮疹和易怒（體內的熱太多）等。

車前草是很適合製作成敷劑的藥草。把它的葉子切碎、搗碎後，即可直接敷於患處。或者，你也可以把它的葉子泡成濃茶，然後將浸入茶湯的棉布，直接敷在患處。車前草製成的敷劑，對蚊蟲叮咬、瘡、皮疹或其他難纏的皮膚感染都有很好的療效。車前草的吸除能力很好，可以將陷入肌膚深處難以移除的異物碎片吸出。首先，要用非常熱的車前草茶浸泡碎片陷落處 20–30 分鐘（在茶裡加 1–2 湯匙的海鹽，可提升此步驟的功效）。然後將搗碎的車前草葉塗抹在患處，並包紮起來。可以的話，請每天更換敷料二到三次，持續這樣的規律，直到碎片被吸至皮膚表層，可直接拉出為止。

車前草也有止血的功效，對減緩或停止出血這方面很有幫助。把它搗碎，直接敷在傷處，即可逐步減緩或中止出血。除了外用，內服車前草製成的茶飲或酊劑，也可緩解經期大量出血的狀況。雖然它本身的止血功效就不錯，但搭配西洋蓍草和蕁麻（或

薺菜〔shepherd's purse〕）可得到更好的止血功效。車前草也是極佳的外傷用藥，可縮短傷口康復的時間。

車前草的營養豐富，含有蛋白質、澱粉和多種維生素，是絕佳的應急食物。儘管它的味道和口感會隨著時間推移，變得又苦又澀，但在野外，它還是一種很美味的野菜。

車前草的種子（長在其修長莖稈的頂部）富含黏質，有輕微的通便效果。洋車前子（*P. psyllium*）這種人工培育出的車前草屬品種，因為會長出又大又多的種子，常被當作軟便劑使用。Metamucil 此品牌膳食纖維粉裡的主要成分，就是洋車前子的種子。

車前草絕對是上天賜予人類的一大禮物，因為它營養、安全、有效，又常能在野外免費摘採到。如果車前草不是這種在自家後院或空地就能採到的植物，如果車前草有一個華麗的名號，如果車前草充滿異國風情的花姿能被大家看見，那麼，我們一定會把它稱為超級食物，大力讚頌它的美好和價值。

使用部位

種子、根部和葉子

重要成分

黏質、脂肪酸、蛋白質、澱粉、維生素 B 群、維生素 C、維生素 K、尿囊素（allantonin）、苦味物質

安全性

非常安全，沒有任何已知的有害反應或副作用。

車前草敷劑

敷劑可用於清除感染或異物碎片。許多藥草都能製作成敷劑使用，但車前草的功效可說是當中最有名，也最好的。

製作方式：
採集一些新鮮的車前草葉，搗碎或切碎它們。

使用方式：
把搗碎的藥草直接塗在皮膚上，然後用布把那個部位包起來，讓藥草固定在該處。或者，如果你喜歡，也可以先把敷劑包在薄棉布裡，再敷在皮膚上。敷 30–45 分鐘，期間若有需要，可更替敷料。過程中，藥草可能會轉黑和變得非常熱，這都是它正在吸除毒素的跡象。若遇到這個情況，請清掉皮膚上的藥草，重新抹上新的敷劑。

車前草能量飲

現在很流行喝精力湯或綠果昔——而且它們還賣得非常貴！既然如此，我們何不利用這些長在自家庭院、不用花你半毛錢的綠色植物，自製滋補的能量飲呢？這款能量飲不僅營養多多，還好處多多。

◆ 2–3 杯現榨或罐裝（無加糖）的鳳梨汁

◆ 一把車前草葉（和 / 或其他營養的藥草，例如紅花苜蓿花、覆盆莓葉、夏枯草花和葉，以及薄荷葉）

◆ 1 根香蕉，去皮

製作方式：
把所有的材料放進果汁機，徹底攪拌均勻。依據個人口味調整風味。

使用方式：
每天飲用一杯這款營養、滋補的飲品。

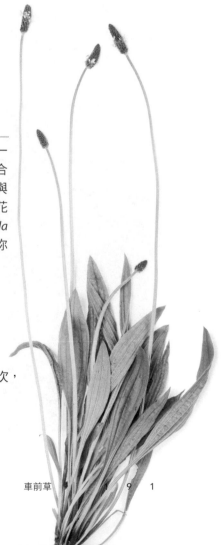

車前草軟膏

車前草藥膏是一款「所向無敵」的藥膏，對每一種皮膚感染或刺激問題都很有幫助，而且很適合與孩子一起製作。你可以發揮創意，將車前草與不同的藥草或精油搭配在一起。西洋蓍草、紅花苜蓿、牛蒡葉、夏枯草（self-heal/ 學名：*Prunella vulgaris*）、薄荷……都是很好的選擇，能夠讓你變化出無窮無盡的各式車前草藥膏。

製作方式：
按照第 38 頁的步驟，做出車前草藥膏。

使用方式：
直接在患處抹上少量的車前草藥膏。一天重複數次，直到問題消失。

紅花苜蓿（Red Clover/ 學名：*Trifolium pretense*）

　　紅花苜蓿有個集結了各路人馬的粉絲俱樂部。農家喜歡它，因為它生長快速又營養，可以當作牲畜的飼料，讓他們花少少的錢養大牠們；也可以當作土地的植被，將空氣中的氮固定到土壤裡。牛和蜜蜂都很愛它，吃了它的蜜蜂更是會釀製出世界上最受歡迎的蜂蜜。環境保育人員很感謝它，因為它有助水土保持，可避免道路的邊坡崩壞。園藝者歡迎它，因為它是有益土壤的植被，而且外貌討喜。當然，藥草師也很喜歡它，因為它一直是一種可靠又有效的藥材。

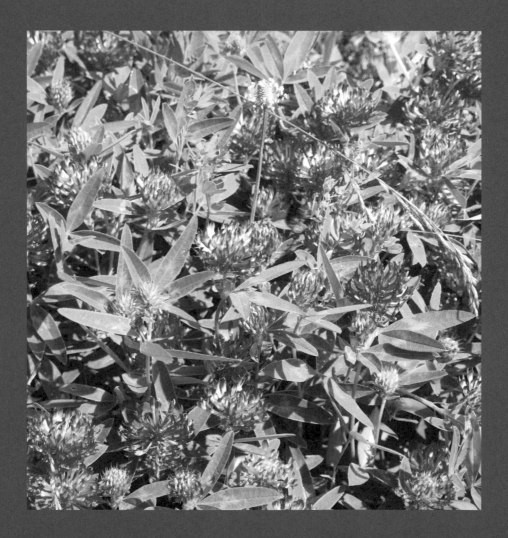

種植方式

紅花苜蓿是耐寒的多年生植物，很好播種，而且生長迅速。它喜歡生長在肥沃、排水良好的土壤裡，以及陽光充足的環境，最適合生長在耐寒區號 4 到 9 的地區。不過，就跟本書介紹的大部分藥草一樣，紅花苜蓿對生長條件的要求其實沒那麼挑剔，可以適應各種的生長環境。紅花苜蓿是豆科植物，所以它也跟所有的家族成員一樣，會往地底深深扎根，把空氣中的氮「固定」到土壤裡。雖然大家對紅花苜蓿的印象，就是常出現在草地或田野的植物，但實際上，它討喜的模樣也很適合種在花園，同時它的花蜜還可成為蜜蜂和其他授粉昆蟲的食物。你可以把它與低矮的藥草混種，讓它一小叢、一小叢的與其他藥草交錯生長，也可以在草坪整出一小塊地，讓它在那裡盡情生長。（如果你放任你的草坪自行生長二到三週，就會發現各式各樣的野生藥草一一現身，因為它們一直都以雜草之姿隱身在草坪中！）

整個夏季，紅花苜蓿都會綻放美麗的粉色花朵。只要花一開，你就可以把它們採收下來，新鮮使用或乾燥後備用。夏天時，我最喜歡在我的花園裡一邊散步、一邊「尋寶」，而紅花苜蓿總是能讓我不空手而歸。

藥用價值

紅花苜蓿有豐富的營養素，可支持全身的運作。在大自然中，這個小小的野花可說是最棒的天然維生素和礦物質補充劑，因為它富含 β-胡蘿蔔素、鈣、維生素 C、B 群和許多重要的微量礦物質（例如鎂、錳、鋅、銅和硒等）。

在淨化血液和淋巴這方面，紅花苜蓿有很悠久的應用歷史。它可以內服也可以外用，常出現在治療皮膚問題（例如溼疹和牛皮癬）的配方中，也是常用來治療淋巴腫脹的藥草。我最喜歡用紅花苜蓿治療孩童的呼吸道問題，因為對呼吸道感染的孩童來說，它能有效恢復他們的活力和健康。

紅花苜蓿也是許多更年期婦女最喜歡的藥草。它的花朵和葉子裡都含有植物雌激素和異黃酮，對改善更年期的症狀很有幫助，例如熱潮紅、情緒起伏和盜汗等。最近有些研究甚至指出，紅花苜蓿可能有助維持健康的骨頭密度。用紅花苜蓿、鼠尾草和益母草（motherwort）組成的配方，可有效緩解更年期的熱潮紅和情緒起伏等症狀。儘管我們尚未徹底了解異黃酮在人體中的作用，但它們似乎可以與雌激素的受體結合，避免比較不

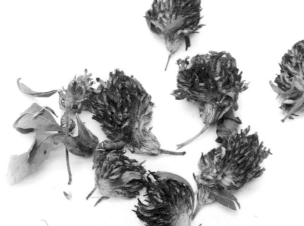

利人體健康的幾種雌激素（例如雌二醇）和/或過量的雌激素在體內累積。目前學界認為，體內的過量雌激素是導致癌症和某些更年期病症的原因之一。

即便美國食品藥物管理局（U.S. Food and Drug Administration）仍未認可紅花苜蓿的功效，主張「目前尚無充分的證據顯示，它具有任何藥用價值」，但國家癌症研究院（National Cancer Institute）做的幾項研究卻表示，紅花苜蓿至少含有四種重要的抗腫瘤化合物。紅花苜蓿確實不是治癒癌症的解藥，但已有足夠的證據指出，紅花苜蓿應該受到重視，且至少應該將它納為預防癌症的一環；或許，我們可以將它製成有益健康的茶飲，供那些罹癌風險高的人飲用。

更棒的是，它還很美味，這一點蜜蜂可以作證！紅花苜蓿可製成上等的滋補茶飲，不論是單獨沖泡，或是搭配胡椒薄荷、綠薄荷、紫羅蘭葉（violet leaf）和其他可提振活力的藥草一起沖泡（配方請參見第195頁），滋味都很好。紅花苜蓿也是很棒的食物，它的鮮花嚐起來就像是蜂蜜的味道，我常把它們加到沙拉、現打蔬果汁或田園蔬菜湯裡。

雖然紅花苜蓿的葉子常入藥，但它的花才是藥用價值最高的部位。呈現亮粉色或紅色的花體，其藥用價值最大。千萬不要採摘花色轉褐的花朵，在選購乾燥藥草時，也要對褐色的花朵保有一份警覺心。

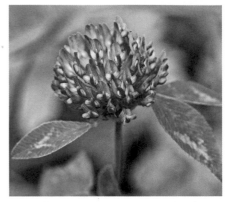

紅花苜蓿的花美味又可口，深受蜜蜂、鳥類、動物和藥草師的喜愛！

使用部位

花冠和葉子（但葉子的效力比較弱）

重要成分

多醣體、異黃酮、水楊酸鹽類、香豆素、氰苷（cyanogenic glycosides）、蛋白質、β-胡蘿蔔素、維生素B群、維生素C、鐵、矽

安全性

紅花苜蓿有抗凝血的作用，正在服用心臟藥物或有任何凝血問題的人，都不應該使用它。手術前、後兩週，也應該避免使用紅花苜蓿。

紅花苜蓿維生素補給茶

這款茶飲囊括了幾款常見的「超級食物」藥草，它們全都含有豐富的維生素和礦物質。

◆ 3 份紅花苜蓿花和葉

◆ 2 份青燕麥穗頂部（剛成熟燕麥穗的乳白色頂部）

◆ 2 份胡椒薄荷葉或綠薄荷葉

◆ 1 份蕁麻葉

◆ 1 份紫羅蘭葉

◆ 蜂蜜（非必要）

製作方式：

按照第 29 頁的步驟，沖泡這些草藥，讓它們浸泡 15–20 分鐘。如有需要，可加點蜂蜜增添甜味。

使用方式：

每天飲用 2–3 杯。

更年期調理飲

這個美好的配方對調節熱潮紅，以及緩解某些更年期的不適很有幫助。試試它，看看它能否讓你有所不同。

◆ 2 份紅花苜蓿花

◆ 1 份益母草葉

◆ 1 份香蜂草嫩枝

◆ 1 份普通鼠尾草葉

製作方式：

把這份配方沖泡成茶飲（步驟請參見第 29 頁），或是製作成酊劑（步驟請參見第 40 頁）。

使用方式：

若是茶，一天喝 3–4 杯；若是酊劑，一天服用 ¼–½ 茶匙。連續服用五、六天，然後暫停幾天，觀察一下身體的變化，再視狀況繼續依照這樣的規律服用它們。

通淋巴花飲

如果你容易有腺體腫脹或乳房纖維囊腫的狀況，或是曾得過癌症，這個配方會是你一生的良伴。

◆ 2 份紅花苜蓿花
◆ 1 份金盞花
◆ 1 份紫羅蘭葉

製作方式：
把這份配方沖泡成茶飲（步驟請參見第 29 頁），或是製作成酊劑（步驟請參見第 40 頁）。

使用方式：
若是茶，每天喝 2–3 杯；若是酊劑，每天服用 ¼–½ 茶匙。連續服用三週，然後暫停兩週，觀察一下身體的變化，再視狀況繼續依照這樣的規律服用它們。

紅花苜蓿紫羅蘭糖漿

這是一款甜美可口的通淋巴草藥。

◆ 1 份金盞花
◆ 1 份紅花苜蓿花
◆ 1 份紫羅蘭葉（如果拿得到花，也可以加點花）

製作方式：
按照第 33 頁的步驟，把藥草製作成糖漿。

使用方式：
請小心，不要對這款好吃甜美的糖漿太著迷！以每天兩次，每次服用 ½–1 茶匙的方式使用它（或依你的需求調整頻率）。

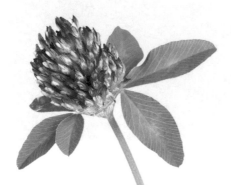

聖約翰草（St. John's Wort/ 學名：*Hypericum perforatum*）

　　聖約翰草有著豐富精彩的歷史。從古希臘時代一直到中世紀，聖約翰草都被認為是一種具有神奇力量的藥草，可用來辟邪和預防疾病。著名的希臘醫生暨藥草學家迪奧斯科里德斯提到，聖約翰草可用於治療坐骨神經痛和其他神經問題。古希臘科學家泰奧弗拉斯托斯（Theophrastus）推薦用它治療外傷和割傷，而古羅馬醫師蓋倫（Galen）和毒理學之父帕拉塞爾蘇斯則都將它視為一種極具療癒力的重要藥草。儘管這幾個世紀以來，聖約翰草的用途和說明它作用的術語略有變化，但它的名聲始終歷久不衰，至今仍是一種廣受大眾歡迎的珍貴藥草。

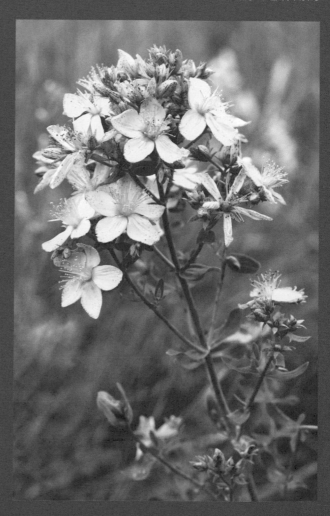

種植方式

一般來說，園藝新手對聖約翰草應該都不陌生，因為一定會有人特別叮嚀他們多注意聖約翰草，畢竟在絕大部分人眼中，聖約翰草就是一種耐寒的雜草，相較於將它種在花園裡，恐怕有更多人想要把它逐出花園。聖約翰草是一種耐寒的多年生植物，喜歡陽光充足的生長環境和有點乾燥的土壤，不過它對生長條件的要求並不嚴苛，在稍有遮蔽和稍微溼潤的環境下，它也可以長得很好。它最適合在耐寒區號 3 到 9 的地區生長，而且喜歡土壤的酸鹼度落在 pH 值 6–7 之間。聖約翰草的外型相當修長，細瘦的莖稈可以長到約 91–121 公分高。花朵盛開的聖約翰草非常美麗，它會用一朵朵如小太陽般的花朵，照亮你花園的一隅。它很容易從種子種起，但在播種之前，你必須先經過層積處理（讓它們處在冬天般的寒冷環境，解除它們的休眠狀態），才能確保它以最好的狀態發芽。只要它能在你的庭園裡落地生根，就能輕易地自行播種、繁衍。你也可以到專賣藥草的苗圃買一、兩株的聖約翰草幼苗（一般的苗圃大概不太會販售它的幼苗），從幼苗開始種。可是，請務必確認你買到的是 *Hypericum perforatum* 這個品種。聖約翰草有多個品種，有些品種因為外型較為亮眼、比較多人願意種在花園，所以會比其他品種容易購得，但說到藥用價值，絕對是野生的 *Hypericum perforatum* 最好。

聖約翰草已經在全球的許多地區開

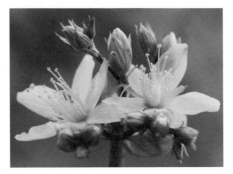

聖約翰草的花苞飽滿、準備綻放的時候，就可以採收了。

枝散葉，在陽光明媚的草地裡、乾燥的山坡上，甚至是馬路旁的曠野中，你都可以看見它的身影。*Hypericum perforatum* 的獨特之處在於，它的葉子分布著細小的油腺；若是拿起葉子對著光看，看起來就像是葉子表面有著許多微小的針孔。

採集聖約翰草也是一項老少咸宜的休閒活動。一定要在大晴天從事這項活動，這樣它的花才會是乾的。採收聖約翰草的花的最佳時機，是花苞要開的時候。要分辨花苞是否可以採收，你可以用指尖捏一下花苞。如果捏出的汁液是紫色或深紅色，就表示可以採收了；如果不是，就表示時候未到或已經錯過時機了。請每天巡查，因為花苞的最佳採收時間相當短暫。

藥用價值

聖約翰草對輕度憂鬱、焦慮、壓力、緊張、神經損傷和季節性情緒失調很有幫助。聖約翰草大約是在十年前聲名大噪，因為當時美國電視節目

《60 分鐘》（60 Minutes）用 5 分鐘的片段介紹了它抗憂鬱和焦慮功效，使得它的人氣瞬間暴漲，銷售額在一夜之間幾乎增長了 400%。雖然聖約翰草很有效，但它不是藥，所以不會像藥物那樣立即見效。就跟許多草藥一樣，它也需要持續使用一段時間才能徹底發揮功效。想利用聖約翰草對抗壓力和憂鬱，至少需要連續服用二到三週才能見效；用它治療慢性憂鬱或壓力時，甚至常常需要按照這樣的規律，重複服用數個月才能看到效果。不幸的是，多年前那則簡短的報導中並未提及這一點，所以許多爭相搶購聖約翰草來取代抗憂鬱藥物的民眾，都對它的成效感到失望。

然而，在使用得當的情況下，聖約翰草的抗憂鬱功效非常好，在過去三十年間，已有大量的臨床和科學研究證明它的功效。金絲桃素（hypericin）是聖約翰草裡的其中一種活性成分，可提升血清素和褪黑激素的代謝，幫助人體接收和儲存光線的能量。貫葉金絲桃素（hyperforin）是聖約翰草裡的另一種重要成分，有穩定情緒的功效，因為它會減緩那些「令人感覺良好」的神經傳導物質被吸收的速度（例如多巴胺、血清素和正腎上腺素），讓它們能在體內循環久一點。這或許說明了，聖約翰草為什麼能夠「提振心情」和緩解憂鬱的部分原因。

不論是內服或外用，聖約翰草都有很出色的抗菌、抗病毒和抗發炎能力，所以在治療帶狀疱疹和單純疱疹這類的細菌和病毒感染方面，它能幫上不少忙。除此之外，某些研究還希望能運用聖約翰草的能力來約束愛滋病毒，但這方面的研究仍在進行中。

以聖約翰草的亮黃花朵製成的濃郁紅油，可說是治療皮膚創傷的最佳良藥。它不僅可以緩解疼痛，還可以促進組織修復並加速康復。只要將它局部塗抹在患處，即可有效舒緩和修復各式各樣的損傷（如瘀傷、扭傷和燒燙傷等）。

使用部位

花苞和花為主，但葉子也很有用

重要成分

金絲草素、貫葉金絲草素、偽金絲草素（pseudohypericin）、原花青素、單寧、類黃酮

安全性

聖約翰草可能會導致某些人產生光敏感性（photosensitivity，對陽光敏感）。如果你的皮膚有起疹、發癢或發紅，請停止使用。

如果你有服用任何抗憂鬱症藥物，想要用聖約翰草取代或輔助它們，一定要在醫療專業人員的指導下進行。

雖然並沒有紀錄指出孕婦必須忌食聖約翰草，但有些藥草師會建議孕婦不要內服；至於我，則是會建議想要內服聖約翰草的孕婦，徵詢醫療專業人員的意見。

聖約翰草油

用聖約翰草的花朵製成的鮮豔紅油，或許是最古老的浸泡油之一。數世紀以來，它一直被當作治療燒燙傷、瘀傷和其他皮膚創傷的急救藥。即便是今日，聖約翰草油的魅力依舊不減。最近，我到瑞士旅行，在一間家庭式的小餐館吃午餐時，就看到店裡的窗台上，放著一排沐浴在陽光中的玻璃罐，而裡頭泡製的，正是色彩繽紛的聖約翰草油。

聖約翰草油的原料最好是以花苞為主，花朵和葉子為輔（比例大概是花苞 70%，花和葉 30%）。請採收飽滿、準備綻放的花苞，以及剛剛綻放的花朵。分辨花苞和花朵是否處在巔峰狀態的方法很簡單：用指尖捏一下它們，如果你的指尖染成鮮紅色，表示它們可以採收了。如果沒有，就請再等一等。可是也不要等太久。它們只會處於巔峰狀態一、兩天，萬一你錯過了採收的最佳時機，就必須再等整整一年，才可以做出聖約翰草油。

製作方式：
把現採的聖約翰草放入玻璃罐，加入橄欖油，淹過藥草約 2.5-5 公分。花苞可能會漂浮一段時間，但最終它們應該會沉降下來。把玻璃罐放在可以直接照到陽光的地方（陽光充足的窗邊即可），浸泡二到三週。等聖約翰草的養分融入橄欖油後，油的顏色會轉為宛如自帶光芒的暗紅色。油的顏色愈深、愈濃郁，成品的品質就愈好。浸泡完成後，即可濾除藥草，裝罐儲存。

使用方式：
將聖約翰草油直接塗抹在燒燙傷、瘀傷、割傷，或其他皮膚損傷上。它對治療耳朵感染也很有幫助；使用時，請搭配一些自製的大蒜耳油（配方請參見第 77 頁）。由於它有助修復神經損傷，所以在貝爾氏麻痺（Bell's palsy）、多發性硬化症和其他神經疾病的治療上，也能幫上忙。

相關變化：
有些人喜歡把花苞和橄欖油先放到攪拌機裡，粗略地打碎，再放入玻璃罐浸泡；此舉不僅可加速花體釋放其成分，更能排除一開始花苞會浮於油表面的現象。

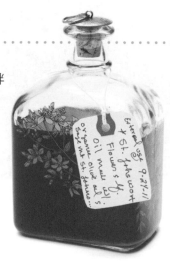

聖約翰草軟膏

這是一款很棒的萬用藥膏,可治療各種皮疹(包括尿布疹)、燒燙傷、割傷和外傷。我是在一九七四年首次製作這款藥膏,發現它很有用之後,就一直都有在做這款軟膏。

◆ 1 份金盞花
◆ 1 份聖約翰草葉和花
◆ 蜂蠟
◆ 1 份康復力葉
◆ 橄欖油

製作方式:
按照第 35 頁的步驟,做出各個藥草的浸泡油。再按照第 38 頁的步驟,用各個浸泡油(等量)和蜂蠟做出軟膏。

使用方式:
將軟膏少量塗抹在任何外傷、割傷、燒燙傷,或需要療癒的皮膚損傷上。

聖約翰草外用酊劑

這款外用酊劑的配方是出自我要好的藥草師南西・菲利浦斯(Nancy Phillips)之手。它是我最喜歡的外用酊劑,我都會用它來治療肌肉痠痛、肌肉痙攣和關節疼痛(包括關節炎和滑囊炎所引發的局部疼痛)等問題。

製作方式:
這款外用酊劑的製作分為兩個部分。一部分是按照第 40 頁的步驟,做出至少 1 品脫的聖約翰草酊劑,不過當中使用的酒精要是純酒精(酒精濃度達 190 proof 以上),而非 80 proof 酒精。另一部分是,同時按照第 200 頁的步驟,做出至少 1 品脫的聖約翰草油。

經過三到四週的浸泡,待酊劑和油都呈現濃郁的深紅色時,即可濾除兩者的藥草。把 1 品脫的聖約翰草酊劑和 1 品脫的聖約翰草油相混,加入幾滴的冬青精油。貼上標籤,存放在陰涼處,此外用酊劑至少可保存數個月。

使用方式:
只要你的肌肉、關節或骨骼有發疼的狀況,都可以使用這款外用酊劑。它不僅能舒緩疼痛,還能深入肌肉,緩解痙攣和放鬆緊繃。

聖約翰草歡樂茶

據說,聖約翰草的花能「為我們的生活帶來光明」。如果你需要一點光亮,或是想要振奮一下情緒,請試試這款茶飲。

◆ 2 份聖約翰草花
◆ 1 份青燕麥穗頂部(剛成熟燕麥穗的乳白色頂部)
◆ 1 份香蜂草葉
◆ 1 份綠薄荷葉
◆ 少許甜菊糖

製作方式:
按照第 29 頁的步驟,沖泡這些藥草(包括甜菊糖)。

使用方式:
依照自身需求,每天飲用 3–4 杯。

聖約翰草解憂酊劑

對居住在世界北端的我來說,季節性情緒失調並不是罕見的病症,因為這裡的冬季既漫長又黑暗。走進戶外、多活動、呼吸寒冷的空氣,以及善用這款酊劑,都有助陽光常駐我們心中。

◆ 2 份聖約翰草花
◆ 1 份青燕麥穗頂部(剛成熟燕麥穗的乳白色頂部)
◆ 1 份山楂的葉子、花朵和漿果
◆ 80 proof 酒精

製作方式:
按照第 40 頁的步驟,把藥草製作成酊劑。

使用方式:
每天兩次,每次服用 ½–1 茶匙,連續三週。然後暫停一週,觀察一下身體的變化,再視狀況繼續依照這樣的規律服用它。或者,你也可以連續服用這款酊劑五天,暫停兩天,觀察一下身體的變化,再視狀況繼續依照這樣的規律服用它。

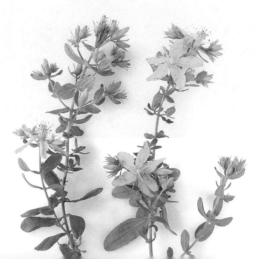

綠薄荷（Spearmint/ 學名：*Mentha spicata*）

　　在所有的薄荷中，清爽、提神的綠薄荷，受歡迎的程度僅次於胡椒薄荷。不過若是論輩分，生命力旺盛的綠薄荷可就是元老級的人物了，大部分的薄荷（包括胡椒薄荷）都是它的後代。雖然綠薄荷在庭園中，常害羞地躲在其他比較亮眼的植物身後，在櫥櫃裡，有時也會被人忘了它的存在，但它仍是家庭藥櫃裡不可或缺的一員，是個不僅有用還很美味的藥草。

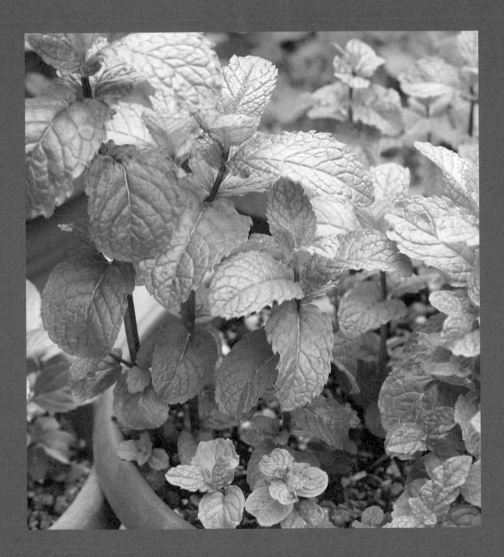

種植方式

　　綠薄荷是生長快速的多年生植物，適合生長在耐寒區號 4 到 9 的地區。就跟大多數薄荷一樣，綠薄荷會利用行經它的過客播種，不過你若要種植它，大概不會想要從種子種起，因為它最適合以壓條和／或扦插的方式栽種，從種子種起會麻煩許多。再者，綠薄荷還有個大部分薄荷都有的問題，那就是從種子種起的薄荷，其藥用價值常會比它們的母株差。綠薄荷在水邊長得特別好。適合種在池塘邊，但如果你的庭園裡沒有池塘，也可以種在水龍頭或溝渠旁的肥沃土壤裡，這樣它就能不時得到水流的滋養。綠薄荷對土壤的條件不太挑剔，但它確實比較喜歡肥沃、溼潤的土壤，還有稍有遮蔽的生長環境。另外，假如你除了綠薄荷，還有同時種植其他品種的薄荷，請將它們隔離種植（請參見第 186 頁的補充欄）。

藥用價值

　　儘管綠薄荷常會因為風味略遜胡椒薄荷一籌而不受青睞，但有時候我反而比較喜歡用綠薄荷調製草藥。綠薄荷的溫和滋味通常比較適合孩子，因為它的甜味較重、辛辣味較淡。搭配貓薄荷（catnip）使用，就成了為孩子退燒的最佳草藥。或者，將它與等量的香蜂草相混，也可有效安撫過動和焦慮的兒童。

　　綠薄荷汽泡飲是溫和的助消化草藥，很適合當作餐前或餐後的飲品。只要把它泡成濃茶，混入氣泡水，再依喜好加一些新鮮的覆盆莓或藍莓，就是一款清爽的助消化飲品。

　　綠薄荷是兼具多種兩性特性（amphoteric property）的藥草之一，而且似乎會視人體的需求，去發揮它的能力。譬如，它兼具提振和放鬆身心的效果，這樣的特性使它成了強化神經系統的良藥，因為它能同時達到安定和活絡神經的效果。又譬如，它能帶給人體溫熱和清涼的感覺：薄荷醇蒸散時，會使皮膚和消化系統感到涼涼的；但當它滲入肌膚，活絡血流後，又會使人覺得暖暖的。

　　綠薄荷的清爽滋味遠近馳名，常添加於各式各樣的產品中，例如牙膏、漱口水、汽水或茶飲等。美味的綠

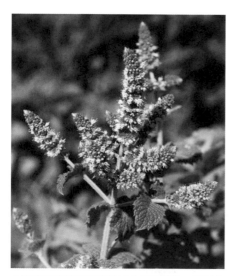

大家普遍將綠薄荷視為最古老的薄荷，所以綠薄荷也被視為是所有薄荷的始祖。

薄荷也可以入菜，很適合拌入沙拉、米麵、冷湯、新鮮蜜餞和切片水果享用。當然，你也可以用綠薄荷的好味道來掩蓋其他藥草的味道，讓它們變得比較好入口。綠薄荷還能用來「改善」嘔吐過後殘存在嘴裡的氣味，而且它對消除嘔吐後的酸味特別有效；只需在水裡加一滴綠薄荷精油，或泡一杯新鮮綠薄荷茶，然後用它漱幾次口即可。綠薄荷也有助舒緩腸胃不適，在這方面它常與薑一起搭配使用。綠薄荷更是絕佳的提神幫手，在它們的茶湯裡加點蜂蜜，就是一款美味的速效提神飲品；或者你也可以將它加入其他溫和的提振飲品中，增進它們的提神功效。

使用部位
葉子為主，但花也很有用

重要成分
揮發油、維生素 B 群、維生素 C、鉀、類黃酮、單寧

安全性
就整體來看，大家都認為它安全無虞。

綠薄荷冰茶

雖然就本質來說，綠薄荷冰茶確實具備藥性，但我不確定是否人人皆會把它當作一種「藥」來喝。這款美味的飲品很健康，可以讓你渾身舒暢和補充滿滿營養。薄荷含有各種的維生素和礦物質，例如 β- 胡蘿蔔素、維生素 C、鉀、類黃酮、薄荷醇和揮發油等。

製作方式：
按照第 29 頁的步驟，用雙倍的藥草量，沖泡出雙倍濃度的綠薄荷茶。加入冰塊，或放入冰箱冰鎮。以甜菊糖或蜂蜜增添甜味，再加入幾枝帶梗的新鮮綠薄荷葉和一片檸檬片，即可享用。（它也很適合加入一把新鮮漿果或混入氣泡水享用。）

使用方式：
盡情享用。炎炎夏日，喝一杯綠薄荷冰茶是最好的享受。

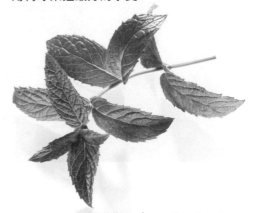

兒童退燒飲

這是一款歷經時間考驗、很有名的兒童退燒飲。當然，倘若你的孩子並非輕微發燒，而是處於高燒不退的狀況，還請你優先就醫，徵詢醫療專業人員的意見。

◆ 1 份貓薄荷
◆ 1 份西洋接骨木花
◆ 1 份綠薄荷葉
◆ 甜菊糖（非必要）
◆ 楓糖漿（非必要）

製作方式：

按照第 29 頁的步驟，沖泡這些藥草（包括甜菊糖，如果有準備），再依個人口味以楓糖增添甜味（如果有準備）。

使用方式：

三到六歲的兒童，請以每 2 小時 ¼ 杯的方式飲用，喝到燒退為止。三歲以下的孩童，請依照年齡餵食，每歲餵食 1 茶匙。

無酒精兒童安神酊劑

一款溫和的兒童安神草藥（成人亦適用）。

◆ 1 份洋甘菊花
◆ 1 份香蜂草葉
◆ 1 份綠薄荷葉
◆ 75% 甘油溶液（以 3 份甘油和 1 份水的比例調配）

製作方式：

按照第 40 頁的步驟，把藥草製作成無酒精酊劑，讓藥草浸泡三到四週。

使用方式：

三到六歲的兒童，請以每天 2–3 次，每次 ½ 茶匙的方式餵食。六到十歲的兒童，請以每天 2–3 次，每次 ¾–1 茶匙的方式餵食。三歲以下的孩童，請根據其身形和體重調整劑量（孩童的劑量表請參見第 48 頁）。

靜心好眠茶

這款既能靜心又能提振精神的茶飲，很適合在下班後，或度過漫長又高壓的一天後飲用。

◆ 2 份綠薄荷葉

◆ 1 份洋甘菊花

◆ 1 份香蜂草葉

◆ ½ 份玫瑰花瓣

◆ 少許甜菊糖，增加甜味用（非必要）

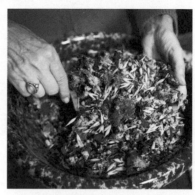

製作方式：

按照第 29 頁的步驟，沖泡這些藥草（包括甜菊糖）。

一旦你學會調配茶方的技巧，就可以現有的茶方為基礎，發展出專屬於你的配方。以這款茶飲為例，它還可以搭配燕麥、金盞花和藍錦葵（blue malva）沖泡。

使用方式：

每晚飯後，坐在你家前廊的躺椅上，一邊欣賞夕陽，一邊喝個一、兩杯。

日落翡翠谷晚安茶

這是另一款我很喜歡的晚安茶，會以翡翠谷命名，是因為一九七八年，我在那裡創立了我的第一所藥草學院——加州藥草研習所（California School of Herbal Studies）。該地與太平洋海岸相距 16 英里，日落時分，可看到山谷裡充盈著五彩斑斕的落日餘暉。2 份綠薄荷葉

◆ 2 份綠薄荷葉

◆ 1 份扶桑花（hibiscus flower）

◆ 1 份香蜂草葉

◆ ¼ 份片狀肉桂

◆ ¼ 份薑（現磨薑泥最佳，但薑粉也可以）

◆ 少許甜菊糖或蜂蜜，增加甜味用（非必要）

製作和使用方式：

按照第 29 頁的步驟，沖泡這些藥草（包括甜菊糖）。晚餐後飲用一、兩杯。

纈草 （Valerian/ 學名：*Valeriana officinalis*）

　　纈草是另一個由早期歐洲移民帶入美國的藥草。美麗又耐寒的纈草很適合種在庭園裡，那些移民會把它帶來異地栽種，一方面是為了緬懷故鄉，一方面則是為了它有助減輕疼痛和壓力的珍貴藥性——我相信，當時大家對這類草藥的需求一定很大。至今，在鎮定神經這方面，纈草仍被視為是最安全和最有用的藥草，可用來改善各種壓力、失眠和焦慮問題。它也是緩解肌肉疼痛的良藥。

纈草的英文名字valerian，源自拉丁文的 *valere*，有「變健康」或「變強大」的意思。

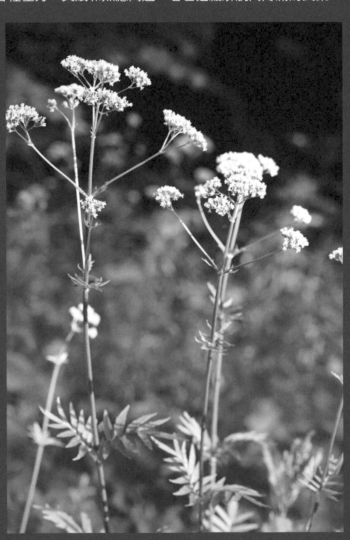

種植方式

纈草是一種很容易種植的多年生植物，可以在各種的土壤和溫度環境下生存。不過如果可以選擇，它會比較喜歡稍有遮蔽或陽光充足的生長地點，以及肥沃、溼潤的土壤，在這樣的條件下，它會長得很好。纈草的外型修長（大約 0.9–1.5 公尺高）、優雅，整個夏季幾乎都會綻放一簇簇的白色小花。它可以在耐寒區號 4 的地區生長，假如你冬天會給它做一些禦寒措施，它甚至可以在 3 區生長。纈草的種子很容易發芽，就算是園藝新手應該也能輕易上手。它喜歡溼潤的土壤，所以栽種它時，請保持土壤溼潤。一旦耐寒又多年生的纈草在你庭園裡落地生根，它就會自動自發地播種、不停地繁衍下去。事實上，我總是會發現我的庭園裡到處都是纈草。

藥用價值

纈草的主要功效是改善壓力、緊張、失眠和神經系統失調。多項研究顯示，它可以抑制中樞神經系統的作用，放鬆子宮、結腸和支氣管的平滑肌。大部分的研究都是針對纈草根部所含的精油作探討，並發現纈草烯酸（valerenic acid）和纈草烯醛（valerenal）這兩種化合物有助眠的效果，因為它們可間接提升 γ-胺基丁酸（gamma-aminobutyric acid）的濃度，這種神經傳導物質可降低中樞神經系統的活動度。學界推測，纈草能助眠的部分原因，可能是它會與中樞神經系統的受體結合。但坦白說，我們還是不太清楚它是如何發揮這個功效，只知道它確實具備這個能力。纈草不只可作為長期滋養神經的補品，也可作為治療頭痛和疼痛等急性神經問題的藥物。

纈草還有滋補心臟的功效，而且對有心律不整和焦慮問題的人幫助特別大。它也常搭配山楂漿果，治療高血壓和心律不整的問題。

纈草一直都是我最喜歡的藥草之一，我會用它來滋養神經、放鬆肌肉，或是幫助入眠。當我在半夜醒來、難以重新入睡的時候，都會拿起我的纈草酊劑，滴幾滴到嘴裡，通常

使用部位
根部

重要成分
異纈草烯酸（isovalerenic acid）、纈草烯酸、咖啡酸、單寧、倍半萜、糖苷、揮發油、鈣、鎂和維生素 B 群

安全性
就整體來看，大家都認為纈草是一種安全無虞的藥草。然而，纈草並非人人適用，因為對某些人而言，纈草只會對他們造成刺激，不會有鎮定的效果。請避免長期大量服用纈草。服用纈草時，只能先以適當的劑量持續服用二到三週，然後就要暫停一週，觀察一下身體的變化，才能視情況繼續按照這樣的劑量服用。

幾分鐘內就會再度睡著。它也是我會用來舒緩緊繃肌肉和背痛的草藥。

對那些能因繝草受惠的人來說，會覺得繝草對他們的幫助很大。但對某些人來說，繝草只會對他們造成刺激，不會讓他們感到放鬆。繝草的根部富含異繝草烯酸和繝草烯酸，對神經都有很好的鎮定效果。可是有些人無法處理這兩種酸，所以繝草非但無法令他們感到放鬆，還會使他們感到激動和過度亢奮。你屬於哪一類人，第一次使用繝草的時候就會見真章。萬一你恰好就屬於不適合使用繝草的那一類人，請不要擔心。其實，你的身體無法轉換異繝草烯酸和繝草烯酸並不表示你有什麼問題，它只意味著你的身體不喜歡繝草！

由於繝草的根部富含具揮發性的芳香油，所以通常它都是以沖泡，而非熬煮的方式製備。服用繝草沒有成癮性，攝取足量的繝草也不會讓你昏昏欲睡或渾身無力。使用繝草時，請從低劑量開始服用，然後觀察你身體的感受，漸漸把用量上調至會讓你感到放鬆的劑量。服用太多繝草的時候，你會覺得肌肉變得軟綿綿的——就像是它們「太鬆」了——或者是有股「沉重感」。假如碰到這種狀況，就表示你該降低劑量，才能讓自己處在放鬆卻又不失靈活的狀態。

新鮮的繝草根帶有土味，會令人聯想到潮溼的土壤或紫羅蘭。乾燥的繝草根則會散發出類似髒襪子或男生更衣室的氣味；這種味道就跟榴槤的氣味一樣，喜歡的人很喜歡，不喜歡的人就完全無法接受。由此可知，新鮮繝草根的滋味肯定比較可口。在藥效方面，我發現藥草師對新鮮或乾燥繝草之間的優劣並沒有定論，大家對它們的選擇似乎純粹是出於個人的喜好。話雖如此，但因為繝草的滋味和氣味比較特殊，所以大多數人都會比較喜歡用酊劑或膠囊的形式使用繝草，不會想以茶飲的形式服用它。

放鬆減壓安神飲

這款配方對肌肉痙攣、心律不整和焦慮很有幫助。

◆ 2 份繝草根 　　　　◆ 1 份山楂漿果（或山楂的漿果、葉子和花朵）
◆ 1 份香蜂草葉

製作方式：
按照第 29 頁的步驟，沖泡這些藥草。沖泡的比例為每 1 夸脫的水加 1–2 盎司的草藥，讓它們至少浸泡 45 分鐘。或者，按照第 40 頁的步驟，用 80 proof 的酒精，把這份配方製作成酊劑。

使用方式：
若是茶，每天喝 2–3 杯；若是酊劑，則以每天三次，每次服用 ½–1 茶匙的方式使用（或依你的需求調整頻率）。

支氣管放鬆飲

這個配方對久病難癒的痙攣性咳嗽很有幫助。

◆ 1 份光果甘草根　　　　　◆ 1 份纈草根

◆ ¼ 份肉桂樹皮　　　　　　◆ ¼ 份薑

製作方式：

按照第 29 頁的步驟，沖泡這些藥草。沖泡的比例為每 1 夸脫的水加 1–2
盎司的藥草，讓它們至少浸泡 45 分鐘，甚至是一整晚。或者，按照
第 40 頁的步驟，用 80 proof 的酒精，把這份配方製作成酊劑。

使用方式：

若是茶，每天喝 2–3 杯；若是酊劑，
則以每天三次，每次服用 ½–1 茶匙的
方式使用（或依你的需求調整頻率）。

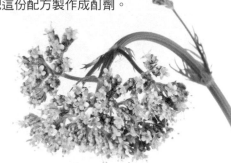

沉睡酊劑

這是我最喜歡的失眠解藥。

◆ 1 份纈草根　　　　　　　◆ ½ 份啤酒花毬果

◆ ¼ 份薰衣草花　　　　　　◆ 80 proof 酒精

製作方式：

按照第 40 頁的步驟，把藥草製作成酊劑。

使用方式：

先於睡前 1 小時服用 1 茶匙，再於上床睡覺前服用另 1 茶匙。如果你會
半夜醒來，可以視需求服用 1–2 茶匙。

相關變化：

如果你是因為無法停止思考，以致大腦一直運轉而無法入睡，可以在此
配方裡多加 1 份美黃芩（skullcap leaf/ 學名：*Scutellaria lateriflora*）。

西洋耆草（Yarrow/ 學名：*Achillea millefolium*）

　　西洋耆草就跟許多藥草一樣，是一款很常見的街邊植物，在全世界的溫帶地區都可見到它的蹤跡。它會綻放一叢一叢的討喜小白花，莖稈上還有著蕾絲般的細小葉片（它的種名 millefolium 就有「千葉」的意思）。西洋耆草不論長在何處，都會與當地的風俗民情和醫藥文化發展出緊密的關係。在世界上，它很可能是使用最廣泛的藥用植物之一！

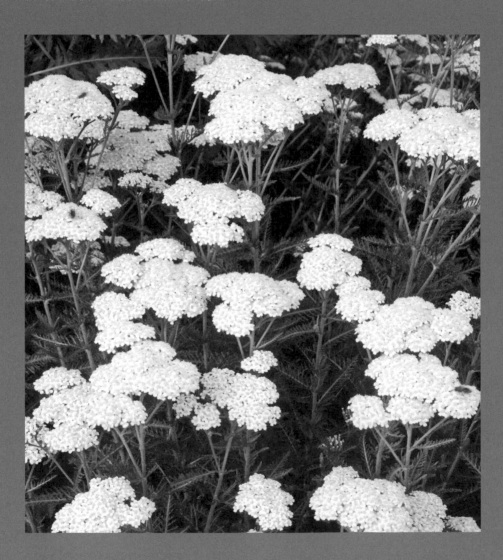

種植方式

西洋蓍草在野外和庭園的環境下都能長得很好。它是多年生植物，種子很容易發芽，只要能夠落地生根，就可以毫不費力地自行播種、繁衍。基本上，西洋蓍草很適合生長在排水良好，且酸鹼度落在 pH 值 4-7 的土壤裡，也喜歡陽光充足的環境，不過它的適應力很強、能欣然接受各種不同的生長條件。不論是陽光充足或稍有遮蔽、寒冷或炎熱，或是潮溼或乾燥的環境，它都能生存下去。要以西洋蓍草入藥的時候，請揀選開著白色或粉色花朵的原生西洋蓍草，現在的西洋蓍草可開出繽紛的花朵，但這些人工育種的西洋蓍草，主要是取其美感，而非藥用價值。整個生長季，你都可以採收西洋蓍草，但它開花的時候藥用價值最高，因為那個時候它含有最豐富的藥用油類。

藥用價值

西洋蓍草有消毒、抗發炎和收斂的效果，是治療各種外傷、瘀傷和扭傷的良藥。前陣子，藥草師馬修·伍德（Matthew Wood）到我家作客時，我的其中一位學生不小心滑了一跤，扭傷了腳踝，而且傷得不輕。在她的腳踝開始腫脹，發黑、發青時，馬修靜靜地採了一把西洋蓍草的花，把它們與西洋接骨木的花混在一起，接著就把這份新鮮的敷料，直接抹在她腫起來的腳踝上。過沒幾分鐘，就在我們的眼前，這位年輕女性的腳踝迅速

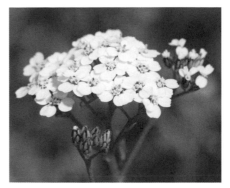

西洋蓍草的花朵和葉子皆可入藥。

消腫了，而且她表示傷處的疼痛感降低很多。

跟綠薄荷一樣，西洋蓍草也是一款兼具兩性特性的藥草，而且會視人體的需求發揮它的能力。西洋蓍草的兩性特性是兼具刺激和鎮定的功效。舉例來說，它可幫助經血遲滯者催經，以及放鬆子宮的緊繃和緩解經痛。同時，它也可以非常有效的緩解經期大量出血的狀況。西洋蓍草可放鬆子宮和止血的特性，也讓它成了分娩時的好幫手；至今，許多助產士在工作時，都會隨身攜帶西洋蓍草酊劑。

西洋蓍草可當作止血藥使用，常搭配薺菜（另一種強效止血藥）製作成停止大量出血的急救藥，對割傷、很深的傷口或單純的流鼻血都很有用。有一天，我的園丁米姬在使用除草機時，不小心削掉了小指的一小塊肉，血流得到處都是。幸好，我的庭園裡長滿了西洋蓍草，當下米姬立刻摘了幾片西洋蓍草的葉子，將它們搗碎，厚敷在深深的傷口上。幾分鐘之內，出血的速度就慢了下來，又過了幾分鐘，血就完全止住了。

西洋蓍草含有豐富的揮發油，尤其是在母菊天藍烴（chamazulene）、樟腦和芳樟醇（linalool）的部分；它們可以促進血液流至體表，幫助身體透過毛孔散熱。正因為西洋蓍草有促進發汗的功效，所以長久以來它都被當作一種有助退燒的藥草，因為它可藉由排汗「驅散」體內過多的熱，使身體的溫度自然而然地降下來。我曾以泡澡的形式運用西洋蓍草退燒，不到 20 分鐘我的高燒就退了。（藥草浴的額外好處是，它可以預防脫水，這是常伴隨發燒發生的問題。）

西洋蓍草也具備抗痙攣的特性，可用來舒緩經痛和腸胃痙攣。在這方面，它常搭配薑一起使用，以內服或外用敷料的形式緩解痙攣造成的不適。最後，請你嚐嚐西洋蓍草的葉子。你肯定會覺得它苦苦的！帶有苦味的藥草都可活絡肝臟機能，並透過刺激消化酵素的分泌來幫助消化。這也難怪西洋蓍草會有個「萬靈丹」的暱稱，因為它的用途實在是太多了。西洋蓍草是我們能栽種在自家庭園的藥草中，用途最廣，也最具療癒力的植物之一，且今日它仍一如往昔的好用。

使用部位

葉子和花朵

重要成分

芳樟醇、蒎烯（pinene）、側柏酮、樟腦、天藍烴、母菊天藍烴、原天藍烴（proazulene）、β-胡蘿蔔素、維生素 C、維生素 E、類黃酮

安全性

就整體來看，大家都認為西洋蓍草是一種安全、無毒的藥草。需要注意的是，雖然它有助生產，可促進分娩和減緩大量出血，但由於它會刺激子宮肌肉收縮，所以孕婦應該避免使用，尤其是在懷孕初期。

另外，西洋蓍草會使某些人出現過敏反應。如果你使用後，出現眼睛發癢和／或皮膚起疹的狀況，請停止使用。

西洋蓍草急救酊劑

這款酊劑可用來緩解腸胃痙攣和消化不良，以及止血和幫助瘀傷修復。

製作方式：

按照第 40 頁的步驟，把西洋蓍草的葉子和花製作成酊劑。

使用方式：

若外用，把浸過酊劑的棉布當成敷料，直接敷在患處。若內服，以每天三到四次，每次 ¼–½ 茶匙的方式使用。

止血粉

你需要隨時備著一些西洋蓍草做的止血粉，以用於不容易止住血的情況，例如流鼻血和血流個不停的割傷等。

製作方式：

採集西洋蓍草的新鮮葉片和花朵，按照第 19 頁的步驟乾燥它們。將乾燥的藥草磨成細粉，然後封存在玻璃罐或錫罐中。

使用方式：

若是要減緩開放性傷口的出血，可直接在傷處撒上少量止血粉。若是要止鼻血，則在流血的鼻孔內側撒上少量粉末。通常，幾分鐘之內，這款止血粉就能減緩或止住出血。

你也可以用內服的方式使用這款止血粉，讓它減緩你的血流速度。將 ¼–½ 茶匙的止血粉（或西洋蓍草酊劑，如果你手邊剛好有）拌入少量水，喝下即可。

退燒茶

在羅姆人，這份配方是相當知名的一帖老方子，它已經在坊間傳承了數個世紀之久，是一份好到無可挑剔的配方。

◆ 1 份西洋接骨木花
◆ 1 份胡椒薄荷葉
◆ 1 份西洋蓍草花和葉

製作方式：

按照第 29 頁的步驟，把這些藥草沖泡成濃茶。

使用方式：

每 30 分鐘喝 ½ 杯，就可得到很好的出汗效果。一旦你開始出汗，就可將飲用量減為每小時 ½ 杯，持續喝到燒退為止。

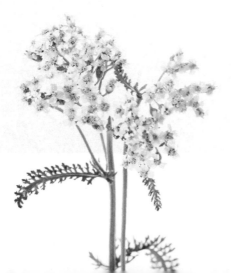

西洋蓍草靜脈軟膏

這款軟膏在擴張靜脈和微血管、緊實血管彈性，以及清除淤塞的血路等
方面有很好的功效，所以很適合用來治療痔瘡、靜脈曲張和瘀傷。金縷
梅樹皮有很好的收斂效果，如果你的軟膏有添加它，將有助組織恢復緊
實和彈性。

◆ 2 份西洋蓍草葉和花（最好是新鮮的，但乾燥的也無妨）

◆ 1 份康復力葉　　　　　　◆ 1 份刨絲金縷梅樹皮（非必要）

◆ 橄欖油　　　　　　　　　◆ 磨碎的蜂蠟

製作方式：

按照第 35 頁的步驟，做出西洋蓍草的藥用浸泡油。再按照第 38 頁的步
驟，把蜂蠟加入浸泡油，做出軟膏。

使用方式：

於患處一天塗抹數次。

西洋蓍草靜脈曲張外用酊劑

這款簡單的外用酊劑，囊括了多種收斂和緊實組織的藥草，對治療靜脈
曲張和瘀傷很有幫助。

◆ 1 份西洋蓍草葉和花　　　◆ ½ 份覆盆莓葉

◆ ⅛ 份片狀辣椒　　　　　　◆ 蘋果醋（最好是未高溫滅菌的）

製作方式：

把藥草放入廣口玻璃罐，加入蘋果醋，淹過藥草約 5 公分。蓋上瓶蓋，
放在溫暖處，靜置二到三週。之後便可瀝除藥草，裝罐保存。

使用方式：

將外用酊劑抹上雙腿，朝心臟的方向，輕柔地往上按摩雙腿，使酊劑充
分滲透。按摩時，請只以朝上的方向，穩定、大幅度的按摩腿部。如果
你靜脈曲張的範圍很大，可以將浸過此款酊劑的棉布直接敷在靜脈上。
這款外用酊劑對瘀傷的修復也很有幫助，不過基於某些顯而易見的原因，
我並不建議你用它來治療痔瘡。

相關資源

一般來說，我都會建議大家購買在地的藥草和藥草產品，因為這對當地藥草醫學和藥草師的發展比較有幫助。不過，倘若你需要更多的選擇，這裡有一些我很喜歡的商家，它們都能提供你高質量的產品。

草藥

開拓天然產品合作社
（Frontier Natural Products Co-op）
800-669-3275
www.frontiercoop.com

療心藥草農場 & 教育中心
（Healing Spirits Herb Farm & Education Center）
607-566-2701
www.healingspiritsherbfarm.com

珍的藥草茶坊 & 藥草日用品百貨
（Jean's Greens Herbal Tea Works & Herbal Essentials） 518-479-0471
www.jeansgreens.com

山玫瑰藥草鋪
（Mountain Rose Herbs） 800-879-3337
www.mountainroseherbs.com

太平洋草藥公司
（Pacific Botanicals） 541-479-7777
www.pacificbotanicals.com

野生雜草專賣店
（Wild Weeds） 707-839-4101
www.wildweeds.com

柴克‧伍茲藥草農場
（Zack Woods Herb Farm）
802-888-7278
www.zackwoodsherbs.com

教育資源

美國藥草協會
（American Herb Association）
530-265-9552

www.ahaherb.com
可在上面找到全美各地與藥草相關的學校、計畫、研討會和課程。

美國藥草師協會
（American Herbalists Guild） 857-350-3128
www.americanherbalist.com
唯一一個由通過同儕評審的專業藥草師組成的全國性組織；可提供全體成員名冊。

加州藥草研習所
（California School of Herbal Studies）
707-887-7457
www.cshs.com
美國最古老的藥草學校之一，由蘿絲瑪莉‧葛蕾絲塔於一九七八年創立。

聖人山中靜修中心 & 植物保育區
（Sage Mountain Retreat Center & Botanical Sanctuary） 802-479-9825
www.sagemountain.com
提供師徒制課程和居家學習課程，由蘿絲瑪莉‧葛蕾絲塔和其他知名藥草師授課、指導。

聯合植物保護者組織（United Plant Savers）
802-476-6467
www.unitedplantsavers.org

致力於保護和栽植瀕危北美藥用植物的非營利組織。可提供會員研討會、期刊和其他教育服務。

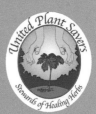

圖片版權

室內照片：© Jason Houston: 3, 4, 6, 7, 9, 13, 14, 18, 20, 22–49, 52, 56, 57, 63, 67–69, 72, 75, 80, 81, 85, 93, 101 (row 3, center right; row 4, center left), 104, 105, 110, 114–116, 125, 139, 142, 148, 151, 155, 157, 176, 193, 200, and 207

其他照片：

© Elena Schweitzer/iStockphoto.com: 5 (bottom)
© Floortje/iStockphoto.com: 5 (top) and 89
© Bojidar Beremski/iStockphoto.com: 11 (top)
© fotolinchen/iStockphoto.com: 11 (bottom)
© Anna Yu/iStockphoto.com: 15
© Luceluceluce/Dreamstime.com: 16 and 59
© Helena Lovinicic/iStockphoto.com: 51 (middle row right), 64 and 65
© Creative99/iStockphoto.com: 51 (top row left), 53
© AGStockUSA/Alamy: 51 (top row center), 83
© GAP Photos/Graham Strong: 51 (top row right), 94
© GAP Photos/Lynn Keddie: 51 (middle row left), 54, and 90
© Matthew Ragen/iStockphoto.com: 51 (middle row center) and 60
© bokehcambodia/Alamy: 51 (bottom row left) and 78
© GAP Photos/Thomas Alamy: 51 (bottom row center), 86, 101 (row 5 center left), and 144
© Denis Pogostin/iStockphoto.com: 51 (bottom row right) and 70
© Konrad Kaminski/iStockphoto.com: 55
© Aji Jayachandran/Dreamstime.com: 58
© eli_asenova/iStockphoto.com: 61
© Bob Sylvan/iStockphoto.com: 71
© YinYang/iStockphoto.com: 76
© Nigel Cattlin/Alamy: 79 and 204
© ELyrae/iStockphoto.com: 91
© Mark Gillow/iStockphoto.com: 92
© Dinodia Photo Library/Botanica/Getty Images: 95
© Tim Bowden/iStockphoto.com: 97
© Sylwia Kachel/iStockphoto.com: 98
© Galina Ermolaeva/iStockphoto.com: 101 (row 1 left) and 197
© Zorani/iStockphoto.com: 101 (row 1 center left), 129, and 131
© Jolanta Dabrowska/iStockphoto.com: 101 (row 1 center right), 159, and 208
© GAP Photos/Howard Rice: 101 (row 1 right) and 161
© Tim Gainey/Alamy: 101 (row 2 left) and 181
© Rewat Wannasuk/Dreamstime.com: 101 (row 2 center left) and 102
© BasieB/iStockphoto.com: 101 (row 2 center right, row 3 right), 112, and 192
© GAP Photos/Dave Bevan: 101 (row 2 right), 134, and 170
© GAP Photos/Keith Burdett: 101 (row 3 left) and 171 (right)
© Vasiliki Varvaki/iStockphoto.com: 101 (row 3 center left) and 117

© Garden World Images/age fotostock: 101 (row 4 left) and 184
© Gary K. Smith/Alamy: 101 (row 4 center right) and 109
© Bob Gibbons/Alamy: 101 (row 4 right) and 166
© Arco Images GmbH/Alamy: 101 (row 5 left) and 121
© Arterra Picture Library/Alamy: 101 (row 5 center right) and 188
© Uros Petrovic/iStockphoto.com: 101 (row 5 right) and 156
© GAP Photos/Juliette Wade: 101 (row 6 left) and 203
© John Glover/Alamy: 101 (row 6 center left) and 149
© GAP Photos/Pat Tuson: 101 (row 6 center right) and 212
© Sasha Fox Walters/iStockphoto.com: 101 (row 6 right) and 124
© Alberto Pomares/iStockphoto.com: 103
© Andris Tkacenko/iStockphoto.com: 106
© Maximilian Weiner/Alamy: 107
© TOHRU MINOWA/a. collection RF/Getty Images: 108
© Lew Robertson/Botanica/Getty Images: 111
© Maksim Tkacenko/iStockphoto.com: 113
© Andreas Herpens/iStockphoto.com: 118 (top)
© AntiMartina/iStockphoto.com: 118 (bottom), 128
© Elena Eliseeva/iStockphoto.com: 120
© Moehlig Naturfoto/Alamy: 122
© Bildagenturonline/Alamy: 123
© dk/Alamy: 127
© Wally Eberhart/Getty Images: 132 and 133
© Robert Whiteway/iStockphoto.com: 135
© Frans Rombout/iStockphoto.com: 137
© Andersastphoto/Dreamstime.com: 138
© 2009 Steven Foster: 140
© Peter Kindersley/Getty Images: 141 and 191
© Medic Image/Getty Images: 143
© Imbali Images/Alamy: 145
© Anton Ignatenco/iStockphoto.com: 146
© Image Broker/Alamy: 150
© Mashuk/iStockphoto.com: 153
© blickwinkel/Alamy: 162
© Peter Anderson/Getty Images: 165 and 174
© Bon Appetit/Alamy: 169 and 205
© GAP Photos/Marg Cousens: 171 (left)
© Niall Benvie/Alamy: 173
© Magdalena Kucova/iStockphoto.com: 175
© Andrei Nikolaevich Rybachuk/iStockphoto.com: 178
© Westend61 GmbH/Alamy: 180
© Kathryn8/iStockphoto.com: 182
© Lezh/iStockphoto.com: 187
© GAP Photos/Jason Smalley: 189
© John Pavel/iStockphoto.com: 194
© Givaga/iStockphoto.com: 196
© GAP Photos/Fiona Lee: 198
© Kal Stiepel/Getty Images: 199
© Michael Rosenfeld/Getty Images: 202
© dirkr/iStockphoto.com: 209
© Sergey Chushkin/iStockphoto.com: 211
© M & J Bloomfield/Alamy: 213
© nadezzzdo9791/iStockphoto.com: 215
© United Plant Savers: 217

美國藥草教母的草藥生活指南

──瞭解、種植及使用33種廚房香料及常見植物
Rosemary Gladstar's Medicinal Herbs: A Beginner's Guide

作者 蘿絲瑪莉‧葛蕾絲塔（Rosemary Gladstar）

譯者 王念慈

封面設計 陳俊言

版面編排 黃雅藍

責任編輯 劉素芬、張海靜

行銷業務 王綬晨、邱紹溢、劉文雅

行銷企畫 黃羿潔

副總編輯 張海靜

總編輯 王思迅

發行人 蘇拾平

出版 如果出版

發行 大雁出版基地

地址 新北市新店區北新路三段207-3號5樓

電話 02-8913-1005

傳真 02-8913-1056

讀者服務信箱 E-mail andbooks@andbooks.com.tw

劃撥帳號 19983379

戶名 大雁文化事業股份有限公司

出版日期 2024年1月 初版

定價 650元

ISBN 978-626-7334-60-7（平裝）

歡迎光臨大雁出版基地官網
www.andbooks.com.tw

Rosemary Gladstar's Medicinal Herbs: A Beginner's Guide
Copyright © 2012 by Rosemary Gladstar
Originally published in the United States by Storey Publishing LLC
有著作權‧翻印必究

國家圖書館出版品預行編目資料

美國藥草教母的草藥生活指南：瞭解、種植及使用33種廚房香料及常見植物 /
蘿絲瑪莉.葛蕾絲塔 (Rosemary Gladstar) 著；王念慈譯. -- 初版. -- 新北市：如果
出版：大雁出版基地發行, 2024.01
　　面；　公分
譯自：Rosemary Gladstar's medicinal herbs : a beginner's guide
ISBN 978-626-7334-60-7（平裝）

1. CST：藥用植物 2. CST：植物性生藥

418.52　　　　　　　　　　　　　　　　　112021777